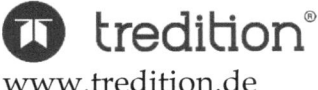 

Dr. André Heruth

Homöopathie - mehr als eine Alternative

Kann das heilen oder kann das weg

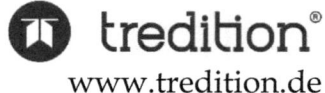

www.tredition.de

© 2019 Dr. André Heruth

Verlag und Druck: tredition GmbH, Halenreie 40-44, 22359 Hamburg

ISBN
Paperback: 978-3-7482-9686-7
Hardcover: 978-3-7482-9687-4
e-Book: 978-3-7482-9688-1

Das Werk, einschließlich seiner Teile, ist urheberrechtlich geschützt. Jede Verwertung ist ohne Zustimmung des Verlages und des Autors unzulässig. Dies gilt insbesondere für die elektronische oder sonstige Vervielfältigung, Übersetzung, Verbreitung und öffentliche Zugänglichmachung

Homöopathie - mehr als eine Alternative

Mit diesem Buch möchte ich meinem langjährigen Freund und Wegbegleiter, Herrn Wolfgang Geyer von Ruppersdorf (geb. 19.04.1939 in Ruppersdorf und gestorben am 18.04.2018 im Hospiz in Kiel), danken.

Uns hat eine Freundschaft von über 30 Jahren verbunden. Mit diesem Buch zur Homöopathie sollen unsere Gedanken und Ideen auch weiterhin verbunden bleiben, die wir hierfür zusammen erarbeitet haben.

Viele gemeinsame Weiterbildungen und Diskussionen zu verschiedenen Themen, sowie das Verfolgen der Entwicklungen der Homöopathie, haben diese Idee ständig am Leben erhalten.

Unser gemeinsamer Wunsch war es, dies alles in ein Buch niederzuschreiben und für unsere Kinder festzuhalten.

Ich danke Dir Wolfgang, für Deine Freundschaft und die vielen Diskussionen, die wir beide auf unseren gemeinsamen Reisen genossen haben.

Nicht zu vergessen sei an dieser Stelle mein Dank an Prof. Dr. Brauns, der mich in vielen wichtigen Belangen unterstützt und gefördert hat.

Homöopathie - mehr als eine Alternative 5
Intention und Inhalte des Buches 8
    Zielsetzung und Adressaten 8
    Zu den Inhalten 9
    Die Denkweise der Homöopathie 15
    Zum klinischen Krankheitsverständnis 16
    Zum homöopathischen Krankheitsverständnis 17
    Zum homöopathischen Arzneiverständnis 18
    Konkurrierende Krankheitsbegriffe 21
    Die Kidnische Sentenz 22
    Die Koische Sentenz 24
    Phänomenologie 26
    Die hippokratische Prognose 27
    Naturwissenschaftliche Würdigung 28
Der Ursprung der Homöopathie 35
    Die Prüfung der Arzneien 38
    Die Anzahl der Prüfungen 40
    Fortgang der Prüfungen 42
    Arzneien als Konstitutionsmittel 44
    Vergleich zur schulmedizinischen Therapie 47
    Die Bereitung der Arzneien 49
    Die flüssigen Arzneien 50
    Die festen Arzneien 51
    Die Bestimmung der Rezepturen 53
    Erklärungsversuche zur Wirkungsweise der Arzneien . 55
    Anregungen für die Praxis 56

Der Apotheker als Hersteller homöopathischer Arzneien 56
   Der Dissens unter Apothekern und Homöopathen 56
   Negativbeispiele.. 60
   Kontrolle der Arzneien 63
   Der Umgang mit den Apothekern in der Praxis............ 67
Das Erlernen der Homöopathie.. 70
   Die formale Qualifikation.. 70
   Die Assistenz an einer homöopathischen Krankenanstalt... 72
   Der autodidaktische Weg 75
   Beispiel Quecksilber 77
   Zur Entstehung der Arzneibilder 80
   Literatur zum Selbststudium 84
Das Erlernen durch praktische Versuche............................... 87
   Krankheitsbilder bei Kindern 88
   Schmerzen im Bereich des Kopfes................................... 93
   Möglichkeiten und Grenzen des praktischen Einsatzes... 103
Berichte aus der Praxis... 106
   Krankenberichte... 106
   Arzneiprüfungen 115
   Ergebnisse einer Prüfung von Sulfur D3....................... 117
Schlusswort.. 126
Literatur... 129

Intention und Inhalt des Buches

Zielsetzung und Adressaten

Viele Themen dieses Buches entstammen einer Vorlesungsreihe, die sich an Studenten einer medizinischen Fakultät richtete. Das Ziel dieser Veranstaltungsreihe bestand darin, interessierten Studenten innerhalb weniger Stunden einen Einblick in die Thematik der Homöopathie zu verschaffen. Sie diente nicht als Grundlage zu einer weitergehenden homöopathischen Ausbildung. Vielmehr ging es darum, den Interessierten mit den Ausführungen eine erste Orientierung darüber zu verschaffen, worum es bei der Homöopathie überhaupt geht.

Da der Kreis der Interessierten sich nicht nur auf Studenten der Medizin beschränkt, wurden die Vorträge so umformuliert, dass sie auch für den Laien verständlich sind, der sich lediglich durch einige wenige lateinische Fachbegriffe gestört fühlen könnte.

Seit ihren Anfängen stößt diese Disziplin auf eine breite Front der Skepsis und Ablehnung seitens der Schulmediziner, der Naturwissenschaftler, der Apotheker und nicht zuletzt auch seitens des Klientels, welche bei Erkrankung auf der Suche nach Methoden zur Heilung sucht. Dabei ist festzustellen, dass die ablehnende Haltung im Wesentlichen auf Un- oder Halbwissen beruht, welches sich nicht nur durch ein mangelndes Wissen an Fakten, sondern auch durch die

Unkenntnis der für die Homöopathie spezifischen Denkweise begründet.

Dieses Buch wurde mit der Intention verfasst, diese Wissenslücke zu füllen. Es erhebt nicht den Anspruch eines homöopathischen Fachbuchs, sondern ist vielmehr als ein Reader zu verstehen, der dem interessierten Leser eine Grundlage verschaffen soll, sich selbst ein fundierteres Urteil über die homöopathischen Heilmethoden zu verschaffen.

Es sei betont, dass es hier keinesfalls darum geht, den Leser von der Vorteilhaftigkeit oder Wirksamkeit homöopathischer Heilmethoden zu überzeugen. Denn die strenge Unterteilung in die Kategorien richtig/falsch seien den klassischen Naturwissenschaften vorenthalten, denen auch die Schulmedizin zuzurechnen ist. Da die Homöopathie selbst jedoch nicht auf diese Denkweise beschränkt ist, erscheint dieses schwarz-weiß-Denken auch nicht als Maßstab ihrer Bewertung geeignet.

Zu den Inhalten

Wesentlich für das Verständnis der Homöopathie ist eine Denkweise, die für uns ungewohnt ist. Egal, ob es sich nun um Wissen handelt, welches wir in der Schule oder der Hochschule erworben haben, oder solches, welches wir uns aus rein persönlichem Interesse selbst aneigneten, sei es nun zum Thema Gesellschaft, Gesundheit oder nur zum Aquaristikhobby: wir interpretieren alles aus einer bestimmten Perspektive des Denkens heraus. Diese Perspektive ist durch eine Logik und Systematik gekennzeichnet, die erst einige Jahrhunderte alt ist und unser heutiges Verständnis der Welt mit all ihren Phänomenen prägt.

Wenngleich diese Perspektive uns heute allgegenwärtig und deshalb als selbstverständlich erscheint, weil wir von Kindheit an dazu erzogen wurden, alles aus genau diesem einen Blickwinkel zu betrachten, begründet dies nicht ihren alleinigen und universellen Anspruch auf Gültigkeit.

Das Prinzip des Erkenntnisgewinns der modernen Wissenschaft beruht im Wesentlichen auf der immer detaillierteren Beobachtung sorgfältig gegen Störgrößen isolierter Phänomene. Der Biologe beobachtete die Fähigkeiten eines Lebewesens, der Mediziner bestimmte die Organe und Bestandteile dieses Organismus. Zur Klärung deren Funktion tragen wiederum die Chemiker bei; das Verhalten der einzelnen, daran beteiligten Atome fällt in das Gebiet der Physiker.

Das Ergebnis dieser Wissenschaftsperspektive lässt sich per Summa als ein enorm umfangreiches und gesichertes Detailwissen umschreiben. Wenngleich diese Ergebnisse eine enorme Bedeutung für die Menschheit erlangt haben, erweist sich die Richtung dieser Vorgehensweise als eine Einbahnstraße. Denn jede einzelne, als gesichert angesehene Erkenntnis wurde innerhalb eng definierter Rahmenbedingungen gewonnen. Der praktische Nutzen einer Erkenntnis hängt jedoch davon ab, in wiefern die ihr zu Grunde liegenden Rahmenbedingungen tatsächlich noch gegeben sind.

Anders ausgedrückt vernachlässigte diese Wissenschaftsperspektive für lange Zeit den Komplexitätsaspekt, die Perspektive, wie alles irgendwie mit allem zusammen hängt. Hier zeigen sich die Grenzen der universellen Gültigkeit der modernen Wissenschaft. Die Aussagekraft über die Wirkung einer Substanz auf Zellen im Reagenzglas allein lässt eben keine eindeutigen Schlüsse auf die Wirkung in unterschiedlichen lebenden Organismen zu. Dies gilt nicht nur im Bereich der Medizin. So ist beispielsweise beim Licht durch wissenschaftliche Detailuntersuchungen erkannt worden, dass sich dieses sowohl durch einen Wellen- als auch einen Teilchencharakter auszeichnet. Als ebenso gesichert gilt auch die Erkenntnis, dass die Eigenschaft des einen Charakters das Vorhandensein des anderen eigentlich ausschließt.

Diese einleitenden Ausführungen sollen dem Leser verdeutlichen, dass seine Denkweise durch eine bestimmte Perspektive vorgeprägt ist, die sich zwar bewährt hat, deshalb jedoch nicht als einzige und alleingültige angesehen werden darf. So möge er beim Lesen darauf vorbereitet sein, dass auch andere Denkweisen möglich und berechtigst sein können.

Das Stichwort, mit dem sich die Denkweise der Homöopathie grob charakterisieren lässt, ist bereits gefallen: es ist die Komplexität. Dabei bezieht sich diese jedoch nicht auf die Vielzahl von Krankheitsbildern und die hierfür in Frage kommenden Arzneien (deren Anzahl dürfte sogar noch unter der liegen, mit der ein schulmedizinisch ausgebildeter Arzt in seiner Berufspraxis konfrontiert wird). Vielmehr bezieht sich die Komplexität der Homöopathie auf den Prozess des Heilens selbst.

Dies wird auch aus dem im Zusammenhang mit der Homöopathie verwendeten Begriff der Heilpraxis deutlich. Auch der schulmedizinisch ausgebildete Arzt agiert in einer Praxis; auch er praktiziert, indem er bestimmten Krankheitsbildern entsprechende Medikamente verordnet. Die Praxis des homöopathischen Arztes unterscheidet sich vielmehr dadurch, dass dieser zwar eine grundlegende schulisch orientierte Ausbildung absolviert, einen wesentlichen Teil seiner Fähigkeiten aber erst in der Praxis erwirbt.

Ebenso basiert auch das schulisch erworbene Grundwissen wesentlich stärker auf praktisch gewonnenen Erkenntnissen als auf streng wissenschaftlich erarbeiteten Forschungsergebnissen. Daraus begründen sich auch die folgenden Ausführungen zur historischen Entwicklung der Homöopathie, aus denen die Bedeutung über Jahrzehnte hinweg gewonnener, praktischer Erkenntnisse hervorgeht.

Gleichzeitig rechtfertigen diese praktischen Erkenntnisse auch die der Homöopathie eigene Denkweise. Eine Wissenschaftlichkeit ist auch ihr nicht abzusprechen: Den Versuchen liegen ebenfalls Annahmen und Hypothesen zu Grunde.

Ein wesentlicher Unterschied besteht lediglich in der Güte des Erkenntnisgewinns. Während die klassische Wissenschaft darum bemüht ist, Kenntnisse dadurch als gesichert anzusehen, dass Ergebnisse zu 99% reproduzierbar sind, konzentriert sich der Homöopath darauf, innerhalb der Komplexität eine Orientierung zu finden. Rahmenbedingungen werden dabei nicht vereinfacht, im Gegenteil: sie werden berücksichtigt. Dabei erscheint es weniger von Bedeutung, warum ein Mittel nicht bei allen Kranken die gleiche Wirkung zeigt. Wichtiger erscheint ihm die Erkenntnis, wodurch die unterschiedliche Wirkung nun bedingt ist.

Der Schlüssel hierzu findet sich eben in den über Jahrzehnte gesammelten Praxisberichten. Dem Anspruch einer 99%igen Reproduzierbarkeit steht hier eine Unzahl von Krankenberichten gegenüber, die sich auf eine andere Art und Weise zu langsam verdichtenden Erkenntnissen summieren. Aus diesem Grunde sind auch diese Berichte Inhalt der späteren Ausführungen.

Die Bedeutung der Praxisberichte weist wiederum auf die Rolle des Homöopathen hin. Wenngleich der Begriff Forschung mangels Systematik und Organisation - zumindest in der Vergangenheit - auch unangemessen erscheinen mag: Im Gegensatz zum Schulmediziner ist der Homöopath in den Entwicklungsprozess des Erkenntnisstandes miteingebunden, sei es durch die eigenen Teilnahme an Arzneiprüfungen oder durch Bereitstellung seiner eigenen Erkenntnisse.

Einen wesentlichen Inhalt der eigenen Erkenntnisse stellen die in den Krankenberichten erfassten situativen Rahmenbedingen der Krankheit dar. Dies erfordert wiederum eine umfangreichere Diagnose und eine intensivere Auseinandersetzung mit dem Patienten selbst.

So zeichnet sich die Rolle des Homöopathen dadurch aus, dass seine Praxis nicht nur in der Behandlung von Kranken besteht, sondern darüber hinaus auch eng mit der Sammlung, Aufarbeitung und Weitergabe von Erkenntnissen verzahnt ist, die der Praxis seiner Tätigkeit entstammen. Im Gegensatz zur Schulmedizin, in der Forschung und Lehre zentralisiert erfolgen und Wissen dezentralisiert heilend zur Anwendung gelangt, geschah dieser Prozess in der Homöopathie traditionell eher kooperativ und dezentralisiert.

Entsprechend komplex erscheint daher auch das Tätigkeitsfeld des Homöopathen, dessen „Forschungsfeld" sich nicht nur auf Substanzen und deren Wirksamkeit, sondern auch auf die Eigenart des einzelnen Patienten, erstreckt.

Diese Komplexität spiegelt sich schließlich auch in den folgenden Ausführungen wieder und erklärt, warum einzelne Substanzen oder Krankheitsbilder wiederholt, aber in einem völlig anderen Kontext, thematisiert werden.

Die Denkweise der Homöopathie

Die Homöopathie ist eine eigenständige, abgeschlossene medizinische Lehre, die seit ihrem Bestehen, d.h. seit etwa 200 Jahren, in Opposition zur Schulmedizin steht.

Folglich darf sie auch nicht als eine spezielle Disziplin der Schulmedizin angesehen werden. Sie ist von der heutigen, die medizinische Lehre beherrschenden anatomischen, klassisch naturwissenschaftlichen Perspektive aus nicht zu verstehen.

Während die Lehrmeinungen der medizinischen Schule einem Wandel unterliegen, zeichnet sich die homöopathische Lehre durch drei Prinzipien aus, die seit ihrer Entstehung unverändert blieben:

- die Prüfung der Arzneimittel an Gesunden,
- deren therapeutische Anwendung nach dem Ähnlichkeitsprinzip,

- die kleinen, oft infinitesimalen Dosen.

Ein weiteres Merkmal dieser Lehre besteht in ihrer speziellen Auffassung des Krankheitsbegriffes. Die Interpretation unterscheidet sich von der des durch klassisch-naturwissenschaftlichen Denkens befangenen Arztes und erschwert ihm den gedanklichen Zugang zur homöopathischen Medizin. Die klinische und die homöopathische Denkweise seien im Anschluss etwas näher erläutert.

Zum klinischen Krankheitsverständnis

Die Krankheit ist aus der klinischen Perspektive eine Abstraktion. Sie ist schlechthin mit dem Symptom identisch. Klassifizierbar und spezifizierbar wurde sie zum objektiven Inhalt der Naturwissenschaft. Ihre Identifikation geschieht mittels differenzialdiagnostischen Denkens. Dieses aktiv gerichtete Denken wird von Schilsky und Leisegang in Form einer Pyramide dargestellt: Ein Oberbegriff zerfällt in mehrere Unterbegriffe, diese wiederum in weitere Unterbegriffe. Auf dieser Grundlage entsteht ein entweder/oder-Denken: So ist ein Lebewesen entweder ein Mensch, ein Tier oder eine Pflanze. Der Mensch ist wiederum schwarz, weiß oder gelb, aber nie alles zugleich. Die Begriffspyramide ist mehr als nur ein Ordnungsschema; sie enthält mit Leisegangs Worten alle Prinzipien der formalen Logik. Wie Kant schon feststellte, stellt sie die reine Form des Vernunftsdenkens dar. Diese Denkart ist die der exakten Naturwissenschaften, so etwa der klassischen Physik.

Ihre Kernfunktion besteht in der Analyse, der immer weiter differenzierten Aufteilung in Begriffe und der darauf aufbauenden Spezialisierung. Dies führte in der Medizin zu einem Lehrgebäude begrifflich definierter Krankheiten.

Zum homöopathischen Krankheitsverständnis

Frühe Zweifel an dieser Art der Krankheitsdefinition hatte Paracelsus schon im 16. Jahrhundert geäußert. In seinem zweiten Buch "Der Großen Wundarzney" heißt es: „Der Arzt soll die Kraft und die Natur der Krankheit im Ursprung suchen und nicht in dem, das von der Krankheit selber kommt; denn den Rauch vom Feuer sollen wir nicht löschen, sondern allein das Feuer selbst. Also soll der Arzt in den Ursprung der Krankheit denken und nicht in das, was die Augen sehen. Diese Dinge sind Anzeigung aber nicht Ursprung, wie ein Rauch das Feuer anzeigt, ist aber das Feuer nicht."

So wie Paracelsus sah auch Hahnemann den fundamentalen Unterschied zwischen der Krankheit und dem/den Symptom/en. Ursache und Wirkung, Krankheit und Krankheitssymptom dürfen nach dieser Ansicht einander nicht gleichgesetzt werden, so wie dies im gedanklichen Kurzschluss in der Klinik besteht. Gestörte Funktionen, Organläsionen sind nur Krankheitserscheinungen, nur Phänomene. Anknüpfend an die Denkweise Paracelsus definierte Hahnemann den „Ursprung" der die ursächlich allem Organgeschehen zugrunde liegende Krankheit näher: „Sie ist nicht objektivierbar, sie ist nichts „Gewordenes", sondern ein „Werden", ein begrifflich nicht erfassbares individuelles und vitales Geschehen. Sie ist nicht isoliert als Abstraktum zu betrachten, sondern nur im Zusammenhang mit dem Erkrankten als eine Folge einer Dissonanz der psychophysischen Entität seines Organismus aufzufassen".

Zum homöopathischen Arzneiverständnis

Bei der Begründung einer rationalen Heilkunde stand Hahnemann vor dem Problem, eine definierte Beziehung zwischen dem Krankheitsbild und der hierfür geeigneten Arznei herauszufinden. Ebenso komplex wie das Krankheitsbild erwies sich für ihn die Bestimmung der Arzneien. Vor dieser Aufgabe fast resignierend waren es doch Zufälle, die ihn zu einer rationalen Heilkunde führen sollten. Bei Übersetzungsarbeiten stieß er auf die Beschreibung der Wirkung von Chinarinde bei Malaria, die ihm zu einem Selbstversuch mit dieser Substanz veranlasste. Die Wirkung beschrieb er wie folgt: „Die Füße, die Fingerspitzen, u.s.w. wurden mir erst kalt, ich ward matt und schläfrig, dann fing mir das Herz an zu klopfen, mein Puls ward hart und geschwind, eine unleidliche Ängstlichkeit, ein Zittern (aber ohne Schauder), eine Abgeschlagenheit durch alle Glieder; dann ein Klopfen im Kopfe, Röte der Wangen, Durst, kurz alle mir sonst beim Wechselfieber gewöhnlichen Symptome erschienen nacheinander; doch ohne eigentlichen Fieberschauder."

Die nicht reproduzierbaren Ergebnisse dieses Selbstversuches werden heute als zufällig angesehen, begründet durch eine individuelle Unverträglichkeit. Dennoch waren sie Ursprung der Theorie, dass das „heilende Wesen" der Substanzen nicht „an sich" erkennbar sei. Vielmehr sei ihre toxische Wirkung nur aus dem Vergiftungsbild, den Symptomen erkennbar, die sie im gesunden Menschen hervorruft.

Hahnemann gelangte auf induktiv empirischem Weg zur Similie-Regel, indem er in den folgenden Jahren in weiteren Selbstversuchen die Wirkung hunderter weiterer Tinkturen und Extrakten überprüfte. Damit kam er zu dem Schluss, anstatt ihres unverkennbaren inneren Wesens nur ihr Äußeres, das hervorgerufene Krankheitsbild, zu betrachten, welches dabei hilfreich sei, die Gesamtheit der Symptome in die Außenwelt zu projizieren.

So gelang es Hahnemann, den von ihm gesuchten Zusammenhang zwischen den zwei unbekannten Größen herzustellen, der im Sinne der Simile-Regel durch die Ähnlichkeit vom toxischen Bild einer Arznei und dem Krankheitsbild erkennbar wird.

Verglichen wird also nicht die Krankheit mit der Arznei, sondern lediglich deren Bilder, ihre Projektionen. Dies erklärt, warum die phänomenologische Art der Betrachtung zu einer andersartigen, bildhaft vergleichenden, intuitiven Denkweise führt.

Bei der Gegenüberstellung dieser komplexen Phänomene wird von der Person des homöopathischen Arztes ein subjektiv-künstlerisches Moment gefordert: Unter seiner subjektiven Bewertung werden eruierte Symptome zu einem Krankheitsbild synthetisiert, welches er dann intuitiv mit dem Bild der Arznei vergleicht. Die dabei zu Grunde liegende Denkweise ist nicht als eine aktive, gerichtete, sondern als eine passive, intuitive zu verstehen. Ergo führt sie nicht zu einem im „entweder/oder" erstarrten Krankheitsbegriff, sondern hin zu einem „sowohl-als-auch" Denken und entspricht einem auf Polaritäten angelegten Krankheitsgeschehen.

Diese Denkweise entspricht dem Modell des Gedankenkreises, der schon in der Antike vom Philosophen Heraklit beschrieben oder im 20. Jahrhundert von Leisegang in seinem Buch Denkformen beschrieben wurde. Die Kernfunktion dieses Kreisdenkens besteht in der Verbindung polarer Gegensätze zu einem sinnvollen Ganzen. Dieses entspricht der Natur und somit auch dem Krankheitsgeschehen. Auch Goethe bemerkte, dass in der Natur alles auf Polaritäten angelegt sei.

In diesem Sinne führt das Leben zum Tod und aus Totem wird wieder Leben. Und so wird auch der Gesunde krank und der Kranke wieder gesund. Gift wird zur Arznei und Arznei wieder zum Gift.

Konkurrierende Krankheitsbegriffe

Die unterschiedlichen Begriffsauffassungen, die klassisch-naturwissenschaftliche Denkart der Lehre der „Krankheit" und die homöopathische Lehre vom „Kranken", sind keine Phänomene, die erst mit dem wirken Hahnemanns entstanden. Diese Kontroverse lässt sich bis in die Antike zurückverfolgen. Schon im zweiten Jh. n. Chr. berichtete Galen in De Methodo Medendi einen Wettstreit der Ärzte in Kos und Knidos, zwei Städten, die in der Antike als Heilzentren angesehen wurden. Die Ärzte wetteiferten darum, sich mit der Fülle ihrer Entdeckungen und Heilmethoden zu übertrumpfen.

Die kidnische Sentenz fasst nach dem Corpus hippocraticum, den Testimonien und Fragmenten die Krankheit als einen abstrakten Begriff, als Krankheitsentität, auf. Dem stellen die echten hippokratischen Schriften, die Epidemien 3 und 1 sowie dem Prognosticum den supra-nosologischen Krankheitsbegriff gegenüber. In den Schriften kommt auch das Bewusstsein einer methodischen Abweichung zum Ausdruck. Dies wird in der Polemik gegen die kidnischen Sentenzen in der Schrift De diäta in acutis morbis klar zum Ausdruck gebracht: Sie hätten, so heißt es dort, Erscheinungen und Verläufe von Krankheiten in manchen Fällen wohl richtig beschrieben, soweit man durch Befragung der einzelnen Kranken etwas darüber in Erfahrung bringen konnte. Großteils unberücksichtigt blieben jedoch solche Faktoren, die durch Befragung nicht erfassbar sind, auch nicht solche, die zur Indikation für die Behandlung besonders bedeutend seien.

Die Kidnische Sentenz

Einfach ausgedrückt haben die Kidnier versucht, das Phänomen Krankheit dadurch zu ergründen, indem sie den Versuch unternahmen, durch immer weitere Klassifizierungen und Differenzierungen zu Krankheitsentitäten zu gelangen. Diese Systematisierung führte jedoch dazu, dass man zu einer unübersehbaren Anzahl von Krankheitstypen gelangte, die auch dadurch bedingt war, dass weiter nach den Verläufen der einzelnen Krankheiten differenziert wurde. Schon bald erkannten die Ärzte, dass die überlieferten Namen für die so unterschiedenen Krankheiten nicht ausreichten. So wurden die Krankheiten durchgezählt: 1.-4. Gelbsucht, 1.-5. Milz etc.. Als problematisch erwies sich der kidnische Krankheitsbegriff deshalb, weil einerseits differenziert wurde, gleichzeitig der gemeinsame Name der Krankheit aber nicht aufgegeben wurde.

Weiteres Merkmal des kidnischen Krankheitsverständnisses war die Auffassung, dass Krankheit als etwas ontisch Gegebenes anzusehen sei. Diese sehr ursprüngliche Krankheitsauffassung ist auch im heutigen Verständnis noch geläufig, wie aus gängigen Redewendungen hervorgeht: „Die Grippe hat mich erwischt", der „Husten quält mich". Der Ursprung solcher Redewendungen steckt wohl in der Vorstellung, dass es sich bei der Krankheit um eine Art Dämon handelt, der den Menschen anspringt und befällt. Historisch entstammt diese Vorstellung vermutlich aus dem alten Orient und wurde von den Kidniern, die an der Grenze des Perserreiches wirkten, übernommen. Diese ontischen Begriffsauffassung, die Negierung der Kausalität und die Konsequenzen wurden in der Schrift De diäta in acutis morbis polemisch abgelehnt und führten dazu, dass in der koischen Schule ein anderer Ansatz verfolgt wurde.

Die Koische Sentenz

Wenn also die Vielfalt der Verläufe, die Vielgestaltigkeit zu einer unübersichtlich großen Anzahl von Erkrankungen führte, erschien es sinnvoll, von den übernommenen Krankheitsnamen wieder zurück zu treten und diese allenfalls zur Bezeichnung bestimmter Symptome zu verwenden. Die vom Kranken festgestellten Erscheinungen weisen den Charakter von Symbolen oder Zeichen auf, die jedoch nicht mehr als eine feste Entität aufzufassen sind, sondern den Arzt vor eine gänzlich neue Aufgabe stellen. Diese zeichnet sich dadurch aus, dass die festgestellten Erscheinungen sich nicht auf Krankheitssymptome beschränken.

Die Grenze zwischen krankhaften und nicht krankhaften Zeichen verläuft fließend. Hier liegt auch der Ansatzpunkt der Kritik an den kidnischen Sentenzen: Sie geben nur das bzw. die Beschwerden an, die durch Befragung des Kranken festgestellt werden konnten. Denn der Kranke gibt im Allgemeinen lediglich aus seiner eigenen Sicht Auffälligkeiten und Abnormitäten an.

Aus der Sicht des koischen Arztes ist aber jeder Mensch ein Individuum. So kann auch dessen Empfinden über seinen Zustand von dem, was für andere Menschen die Norm darstellt, abweichen und wichtig für die Beurteilung seiner

Krankheit sein. Somit erweitert sich das Bezugsfeld des Patienten, welches es für den koischen Arzt zu erfassen gilt enorm: Für ihn gilt, sich die Koordination von somatischen Erscheinungen, weiteren Zeichen am Menschen, wie sie durch seine körperliche und seelische Verfassung, seine Lebens- und Ernährungsgewohnheiten, Sprechweise und Physigionomie etc. vorzunehmen. Darüber hinaus ist auch das Lebensumfeld in dieses Bezugssystem mit einzubeziehen, wie es beispielsweise durch Landschaft, Klima und Wetter gegeben wird.

Der koische Arzt erkennt an seinem Patienten nun also nicht mehr ohne weiteres den Ablauf einer von der Schule her geläufigen Krankheitsentität auf die er geläufige Mittel bei gegenläufiger Prognose anwenden kann. Vielmehr steht er vor einer tabula rasa, die bisherige Ordnung und die Zusammengehörigkeit der Zeichen erscheint nun in Frage gestellt. Die hippokratische Interpretation dieses Gesamtbildes vollzieht sich nicht auf experimentell erkundeten Fakten, vielmehr bedient sich der koische Arzt der Phänomene als einzelne Bestandteile seines Gesamtbildes.

Phänomenologie

Maßgebliches Kennzeichen der hippokratischen Methodologie ist die Interpretation von Erscheinungen oder Phänomenen. Dies zeigt sich daran, wie der koische Arzt einzelne klinische Zeichen berücksichtigt. Stellt er Schweißausbruch bei einem Patienten fest, so denkt er nicht an die chemische Beschaffenheit des Schweißes, nicht an die anatomische Beschaffenheit der Drüsen, Nerven oder Gefäße. Von prognostischem Interesse sind vielmehr die Details, ob der Schweiß kalt oder warm ist, ob dieser am ganzen Körper, am Kopf oder am Nacken auftritt. Denn jedem dieser Phänomene kommt eine diagnostische Bedeutung zu.

Vergleichbar ist der Ansatz der hippokratischen Pathologie, bei der man vergebens nach experimentellen Fakten suchen wird. Auch hier ist es nicht das Ziel, die letzten Naturgeheimnisse zu erkunden. Der Fokus des Interesses ist hier wieder auf die Phänomene gerichtet. Der koische Arzt induziert nicht, er deduziert. Um sich einen Krankheitsprozess begreiflich zu machen, sucht er nach analogen Formen in der ihm vertrauten Welt der Natur. Aus dieser Vorgehensweise sind die pathologischen Begriffe „Kochung" und „Reifung" entstanden, wobei es keinem koischen Arzt in den Sinn gekommen wäre, diesen Vergleich experimentell durch stoffliche Analysen zu stützen.

Bereits um 450 Jahre v. Chr. brachte der Naturphilosoph Anaxagoras diese Vorgehensweise in einem Fragment auf die simple Formel Sicht des Nichtoffenbaren - Die Phänomene, was bedeutet, dass die Welt der Erscheinungen den Maßstab der Erkenntnis der unsichtbaren Vorgänge darstellt. Dieser Ausspruch weist auf den vorsokratischen Ursprung der hippokratischen Denkweise hin und verweist explizit auf die Phänomene als deren Grundlage hin.

Die hippokratische Prognose

So sind es auch die Phänomene, die als Grundlage der hippokratischen Prognose herangezogen werden. Die drei Lehrsätze des Prognostikons der Vorhersage lauten:

- Auch die anderen klinischen Zeichen sind zu beachten.
- Günstigste und ungünstigste Zeichen sind gegeneinander abzuwägen
- Das gesamte klinische Krankheitsbild und die Eigenbedeutung jedes einzelnen Zeichens sind gleichermaßen zu beachten.

Als Leitsätze allgemeiner Gültigkeit sind sie nach Lichtenthäler als Beispiel für die erste hippokratische Form der wissenschaftlichen Theorie aufzufassen. Die methodologische

Bedeutung sei in der Eigenschaft zu suchen, die allen Leitsätzen gemeinsam ist: die Vielfalt der prognostischen Faktoren. Jeder Leitsatz beherzigt sie auf seine Art. Die gemeinsame Betrachtung der Vielfalt der Zeichen in drei unterschiedlichen Zusammenhängen führt den Arzt schließlich zu einem einzigen, einheitlichen prognostischen Urteil, indem er den Fokus auf die Kongruenz der Zeichen legt. Diese Methodik wird von Lichtenthäler folglich als Kongruenzprinzip bezeichnet. Eine individuellere Prognose ist nicht denkbar, denn jeder Patient wird in seiner absoluten Einmaligkeit erfasst und beurteilt.

Die Analogie der Prinzipien der koischen Diagnose und der homöopathischen Arzneimittelfindung ist unverkennbar. Die Homöopathie ließe sich nach Lichtenthäler als Kongruenztherapie bezeichnen, da diese die Vielfalt wahlanzeigender Faktoren ja wieder unter ein einziges Mittel subsumiert. Hahnemann erkannte den hippokratischen Ursprung der homöopathischen Denkweise und ihrer Betrachtungsweise des Krankheitsgeschehens. Dadurch dass er einen analogen Weg zur Arzneimittelfindung ersann, hat er die hippokratische Medizin in therapeutischer Sicht ergänzt und verstand sich daher als ihr Vollender.

Naturwissenschaftliche Würdigung

Die hippokratisch-homöopathische Denkweise lässt sich nicht mit dem kontradiktorischen entweder/oder-Denken der klassischen Physik oder der aristotelisch-kant´schen Logik verstehen. Diese Perspektive ist zwar gängig, nur ist sie trotz ihrer Dominanz nicht die einzige, aus der sich Wissen um die Natur gewinnen lässt. Schon die alternative Denkweise der Disharmonie und Gegensätze Heraklits war geeignet, hippokratisch-homöopathische Ansätze sinnhaft zu verstehen.

Für Goethe kamen Naturerkenntnis und Naturverständnis nicht aus dem Experiment, nicht aus der in Apparaturen gepressten, isoliert betrachteten Einzelerscheinungen. Für ihn waren unmittelbare sinnliche Eindrücke des für die menschlichen Sinne offenen komplexen Naturgeschehens Quelle der Erkenntnis. Gothe beschränkt sich dabei nicht auf die bloße Wahrnehmung der Phänomene. In seinem Vorwort zur Farbenlehre schreibt er: „Jedes Ansehen geht über ein Betrachten, jedes Betrachten in ein Sinnen, jedes Sinnen in ein Verknüpfen, und so kann man sagen, dass wir schon bei jedem aufmerksamen Blick in die Welt theoretisieren."

Goethe war folglich bekannt, dass aus einem unmittelbaren Eindruck Erkenntnis werden konnte oder umgekehrt, dass letztlich alle Erkenntnisse der Bilder, der sinngebenden Strukturen und der Analogien bedarf. Daher sollte seiner Ansicht nach Forschung dort enden, wo die Grenzen der Anschaulichkeit erreicht erscheinen. Wo die Sicht des Urphänomens eine vermeintliche wird, sollte das Schauen durch abstraktes Denken ersetzt werden, sollte nicht hinter den Phänomenen noch weiter gesucht werden. „Der Naturforscher lasse die Urphänomene in ihrer ewigen Ruhe und Herrlichkeit dastehen." Hintergrund dieser Forderung war die Ansicht, dass das Loslösen von der sinnlich-wirklichen Welt, das Betreten des endlosen Bereichs der Abstraktion nicht zu wahrer Erkenntnis, nicht zum unum, bonum et verum führe.

Die Naturwissenschaften -und damit auch die Medizin - sind mit Newton einen anderen Weg gegangen. Damit identifizierte diese Schule in einem gedanklichen Kurzschluss die Krankheit mit ihrem materiell in Erscheinung tretenden Krankheitssymptom. Da für sie dieses Symptom im materialistisch-kausalistischen Sinne erklärbar erschien, interpretierte die Schule die Krankheit als ein rein naturwissenschaftlich erkennbares Phänomen.

Im weiteren Verlauf der Entwicklung der modernen Naturwissenschaften sollte sich dies jedoch als eine vordergründige Illusion erweisen. Die Aussage Goethes bezüglich der Forschung jenseits der Grenzen des sinnlich Wahrnehmbaren sollte ihre Gültigkeit behalten. Denn nach einer Jahrhunderte lang andauernden naturwissenschaftlichen Evolution haben die Grundbegriffe und damit auch die Grundlagen ihren Absolutheitscharakter verloren.

Die von Planck und Einstein entdeckten Zusammenhänge der physikalischen Wirklichkeit führten zu einer Relativität von Raum, Zeit, Materie und Kausalität. Bohr stieß im atomaren Bereich wieder auf das Prinzip der Komplementarität, jenes polare Prinzip welches Goethe schon in der Natur erkannte. Jenes polare Naturgeschehen spiegelt auch im atomaren Bereich wieder, wo alle Erscheinungen Eigenschaften zukommen, die sich widersprüchlich zu einander Verhalten und in polaren Gegensätzen zueinander stehen. Beispielhaft sei diesbezüglich die Eigenschaft des Lichts genannt, von der heute bekannt ist, dass es zwei sich einander gegenseitig ausschließende Eigenschaften besitzt, indem es sowohl den Teilchen- als auch den Wellencharakter aufweist.

Eben diese Situation führt den Naturwissenschaftler wieder in eine Situation, in der er sich wie der homöopathische Arzt verhält. Denn die unterschiedlichen, einander ausschließenden Eigenschaften führen zu dem Schluss, dass das Phänomen Licht „an sich" weder ein Teilchenvorgang noch ein Wellenvorgang sein kann. Es erklärt sich vielmehr aufgrund der Erscheinungen, die der Forscher beobachten kann, wobei sich diese genau daraus ergeben, ob das Experiment nun auf die Teilchen- oder Wellennatur ausgerichtet ist. Folglich besitzt das Licht „an sich" weder die Eigenschaft „Welle" noch die Eigenschaft „Teilchen"."An sich" ist es weder das eine noch das andere. Der eine oder andere Charakter ergibt sich lediglich aus einem vom Beobachter stets zwingend zu integrierenden Zusammenhang. Analog dazu erscheint die Vorgehensweise des homöopathischen Arztes, der unter subjektiver Bewertung die Krankheitssymptome zu einem Krankheitsbild synthetisiert, welches er subjektiv-künstlerisch-intuitiv mit dem Arzneimittelgebinde vergleicht, dessen Perspektive mit in die Behandlung einfließt, der auf diese Art und Weise schließlich selbst zum Teil der Behandlung wird.

Das Wesen der Elementarteilchen, das heißt die kleinsten Bausteine der Materie, ist aus den wahrgenommenen und erschlossenen Beziehungen nicht erkennbar. Die heutige Erfahrung lehrt, dass sie nichts Materielles im üblichen Sinne sind. Die moderne Physik versteht sie heute als Wirkungen, als Energie, als ein Geschehen. Die Herkunft dieses Geschehens lässt sich mit der naturwissenschaftlichen Methodik, dem materialistisch-kausalanalytischen Denken der klassischen Physik nicht mehr erkennen.

Mit dem Verlust des Absolutheitscharakters von Raum und Zeit, von Materie und Kausalität, sowie der Entdeckung der Komplementarität die Laplace´sche Determiniertheit aller Naturerscheinungen, brach das Decartessche „naturwissenschaftliche" neuzeitliche Weltbild in sich zusammen.

Zum Verständnis der Realität der entdeckten Phänomene wurde in der modernen Naturwissenschaft ein Wandel vom materialistisch-kausalanalytischen, klassisch naturwissenschaftlichen Denken hin zum Komplementär-Denken notwendig. Da diese komplementäre, synthetisierende, polare Denkart aber dem Kreisdenken Heraklits entspricht, kann dieser Wandel auch als eine Wende, eine Umkehr aufgefasst werden. Wobei diese dann wieder genau der Denkart entspricht, welche auch der hippokratischen und homöopathischen Medizin zu Grunde liegt.

Nach der Entdeckung des Komplementaritätsprinzips für die moderne Physik erkannte Bohr dessen Bedeutung auch für Disziplinen, welche über die reinen Naturwissenschaften hinausreichten und empfahl deren Anwendung auch in der Psychologie und der Gesellschaftslehre.

Zu diesen Disziplinen kann auch die Medizin gezählt werden. Hierzu äußerte sich Jakob auf einem Symposium zum Thema: „Ausbildung zum Arzt von morgen" wie folgt: „In die Medizin ist dieses erkenntnistheoretische Prinzip noch gar nicht eingedrungen. Sie fußt nach wie vor auf den Prämissen der klassischen Physik." Der naturwissenschaftlich zu betrachtende Vorgang am kranken Organismus sei nur ein Teil des gestörten Lebens des Menschen. Folglich seien in einer zukünftigen, neu zu konzipierenden Medizin das naturwissenschaftlich fassbare Krankheitsphänomen und die biographische Situation des Kranken in ein komplementäres Verhältnis zu setzen. Da Leib und Seele des Menschen eine Einheit repräsentieren, sei Krankheit ein komplementäres und relationales Problem.

Genau diese Forderung ist jedoch schon Grundlage der hippokratischen Medizin, die wir heute - erweitert um Hahnemanns dritte Dimension- in der homöopathischen Medizin bereits als realisiert ansehen können. Diese Perspektive ist somit nicht als eine neue aufzufassen, sondern lediglich als eine Perspektive, die nach Hahnemanns Worten lediglich in dem seit Galen stets wechselnden, auf keiner Naturerkenntnis beruhenden, spekulativen Systemen verloren ging.

Zusammenfassend lässt sich feststellen, dass die Entwicklung der modernen Naturwissenschaften zur Erkenntnis geführt hat, dass die Wissenschaft von der Materie über das Wesen dieser Materie selbst nichts aussagen kann. Vor diesem Hintergrund erscheint die Erwartung, das Krankheitsgeschehen als ein komplementäres und relationales Problem aus der Position einer Wirklichkeit zu verstehen, um deren inneres Wesen wir selbst nichts wissen.

So gesehen erscheint auch die zur Zeit noch vorherrschende, rein naturwissenschaftliche Medizin als nur noch als ein spekulatives System. So knüpft auch Schipperges an die Forderung Bohrs an: Wenn die Medizin in der Zukunft eine Wissenschaft bleiben will, wird sie sich nicht länger in der

Dimension naturwissenschaftlicher Fragestellungen orientieren können. Jakob ergänzt: „Ihr Orientierungspunkt ist das Phänomen Mensch."

Der Ursprung der Homöopathie

Das Geburtsjahr der Homöopathie wird auf das Jahr 1796 datiert. Als ihr Begründer gilt heute der Arzt und Chemiker Dr. med. habil. Samuel Hahnemann (1755-1843). Die Zeit Hahnemanns war durch einen regen Wechsel der medizinischen Denkweisen und Systeme gekennzeichnet. In rascher Folge löste ein medizinisches System das andere ab: Wurden gestern noch Blutstockungen in den Organen als Hauptverursacher von Krankheiten angenommen, so waren heute schon die so genannten Schärfen die Ursachen allen Übels. Bei dieser hypothetischen Krankheitsursache unterschied man saure, alkalische, ölige und salzige Schärfen. Diese versuchte man in einer rationellen Therapie zu behandeln, deren Ziel darin bestand, eben diese Schärfen aus dem Körper auszutreiben. Als Maßnahmen dieser Therapie dienten uns heute recht drastisch erscheinende Abführmittel: häufig wiederholte Klistiere oder das Anlegen von Fontanellen an den Körper.

Mit der Anwendung der bekannten und verfügbaren Arzneien war es in der damaligen Zeit nicht gut bestellt. Auch diesbezüglich ersetzten vorgefasste Meinungen und Vermutungen das Wissen um deren Wirkung. Therapeutisch sah das dann so aus, dass man ein Dutzend oder noch mehr Medikamente miteinander vermischte und dann verabreichte, in der Hoffnung, dass eine bei der Krankheit wirksame Arznei dabei sein könnte.

Die „Rationalität" dieser Therapien war allerdings begrenzt. Angesichts des damaligen Standes des Wissens und der Forschung wäre es vielleicht unangemessen, diesbezüglich von Hirngespinsten zu sprechen. Den Therapien gingen wohl rationale Überlegungen voraus, mit dem Unterschied, dass man solche Vermutungen in der heutigen Zeit erst einmal als eine noch zu überprüfende Hypothese ansieht, die es vorab zu überprüfen gilt, bevor sie zur Grundlage einer anerkannten Therapie wird.

Genau hier setzten Hahnemanns Reformbestrebungen an: Jede Arznei sollte einzeln auf ihre Wirksamkeit überprüft werden, bevor sie zur Anwendung am Krankenbett kommen sollte. Doch auch die Rahmenbedingungen hierzu steckten selbst noch in den Kinderschuhen. Die ersten Veröffentlichungen zur pathologischen Anatomie des italienischen Arztes Giovanni Battista Morgagni waren noch keine 30 Jahre veröffentlicht. Auch die physiologische Forschung stand zu der Zeit noch ganz am Anfang. Daher sah man die Überprüfung der Arzneien am gesunden Menschen zunächst als einzigen Weg der „systematischen" Prüfung an. Diese beschränkte sich darauf, die (mehr oder minder auch zufälligen) Vergiftungserscheinungen zu beobachten und so Erkenntnisse über die ersten Angriffspunkte der Arzneien im menschlichen Körper zu gewinnen.

Hahnemann erging es nicht anders als den anderen Reformern und Pionieren seiner Zeit. Obwohl er seinen Kollegen die Notwendigkeit seiner Forschungsmethode ans Herz legte, fand er kein Gehör für sein Anliegen. Daran sollten auch sein grundlegendes Werk „Versuche über ein neues Prinzip" und weitere Veröffentlichungen nichts ändern. Auch der Verweis auf Albrecht von Haller, der die gleiche Forderung bereits 20 Jahre zuvor einleitend in seinem Werk "Pharmacopoea Helvetica" gestellt hatte, schien nicht zu überzeugen.

So begann er seine Forschungen allein, bis er später von einigen seiner begeisterten Schüler unterstützt wurde. Die ersten Ergebnisse wurden 1805 in der Monographie „Fragmenta de viribus medicamentorum: positivis sive in sano corpore humano observatis" bekannt gemacht.

Dabei handelte es sich um 27 Arzneien, deren rein pathogenetische Wirkung Hahnemann durch Selbstversuche sowie Versuche an Familienangehörigen und einigen Freunden festgestellt hatte. Das Buch erwähnt weder die Homöopathie noch irgendwelche Heilungstheorien und macht keine Angaben zu deren Verwendung. Es wird jedoch als Vorläufer seiner „Materia Medica Pura" angesehen. Deren erster Teil wurde im Jahre 1811 veröffentlicht, die weiteren fünf Bände erschienen bis zum Jahre 1821. Bis dahin hat sich die Zahl der von Hahnemann untersuchten Arzneien auf 61 erhöht. Mit seinem späteren Werk „Chronische Krankheiten" kamen weitere 47 Arzneibilder hinzu. Das waren die Anfänge.

Die Prüfung der Arzneien

Im Laufe von 100 Jahren wurden auf diese Weise weit über 1000 weitere Arzneistoffe mehr oder weniger eingehend von homöopathischen Ärzten aller Länder nach der Vorgehensweise Hahnemanns geprüft: Am gesunden Menschen und meist an den Ärzten selbst.

Die homöopathische Methode der Prüfung zeigt also die Wirkung am gesunden Menschen auf. Dabei erweist sie sich nicht immer als einfach. Zunächst müssen erst einmal genügend Prüfer gefunden werden. Allein der Umstand, dass die Arzneiprüfung doch so weit getrieben werden muss, bis merkbare Störungen im normalen Ablauf der Körperfunktionen auftreten, erschwert das Finden von Teilnehmern für solche Prüfungen. Denn schließlich können diese Störungen durchaus mit Schmerzen oder lästigen Begleiterscheinungen verbunden sein. Will man irreparable Schäden vermeiden, so lassen sich diese Versuche auch nur bis zu einer gewissen Grenze durchführen. Darüber hinaus verlangt eine Arzneiprüfung den Teilnehmern auch einiges an Aufmerksamkeit und Zeit ab.

Beispielhaft für diesen Aufwand soll eine jüngst vom Zentralverein homöopathischer Ärzte durchgeführte Arzneimittelprüfung Norddeutschlands dienen. Über 3 Monate nahmen 40 homöopathische Ärzte (dies sind immerhin 20% der in dem Gebiet praktizierenden Homöopathen) an einer solchen Prüfung teil. Solche Prüfungen stehen regelmäßig an und dokumentieren auch gleichzeitig den Arbeitseifer und die Opferbereitschaft der Teilnehmer.

Der methodische Aufwand, der erforderlich ist, um valide und reliable Ergebnisse zu erhalten, die nicht durch Zufall oder Subjektivität beeinflusst sind, soll an dieser Stelle nicht weiter vertieft werden. Wesentlich erscheint an dieser Stelle der alleinige Umstand, dass die homöopathische Arzneimittellehre auf Prüfungen basiert, wie sie gerade beschrieben wurden und dies unter Einbezug der Berichte über die Erscheinungen bei Überdosierung und Vergiftungserscheinungen durch die jeweiligen Mittel.

Die Anzahl der Prüfungen

Die Erkenntnisse über eine einzelne Arznei stammen oft nicht aus einer einzigen Prüfung, vielmehr ergänzen sich die im Laufe der Zeit gewonnenen Prüfungsergebnisse langsam zu einem umfassenden Bild einer Arznei. Dies sei hier am Beispiel des hinlänglich als toxisch bekannten Cantharis verdeutlicht.

Schon Hahnemann berichtete im Jahre 1805 in seinem ersten Werk über diese Substanz. Er selbst erwähnt darin 20 an sich selbst festgestellte Symptome und ergänzt dieses Bild um weitere 75, die er in den Werken 19 anderer Autoren fand. Bereits ein viertel Jahrhundert später lieferten die homöopathischen Ärzte Carl Georg Christian Hartlaub und Carl Friedrich Trinks ein umfassenderes Arzneibild dieser Substanz in ihrem zweibändigen Werk „Reine Arzneimittellehre".

Die Wirkung dieser Arznei bei äußerer Anwendung auf der Haut ist bekannt: Sie entzündet und rötet sich, bei längerer Anwendung tritt eine Blasenbildung auf und der Betroffene verspürt ein starkes Brennen. Aufgrund der Ähnlichkeitsregel wird Cantharis daher in homöopathischer Verdünnung bei Verbrennungen, Sonnenbrand und Blasenerysipel angewendet. In der Vergangenheit setzten die Ärzte Cantharienpflaster zur Behandlung von der Pleuritis ein. In Wirklichkeit war dies eine Homöopathia involunterata.

Bei der inneren Verabreichung zeigen die Vergiftungserscheinungen eine unmittelbare Beziehung zu den seriösen Häuten an. So lassen sich mit dieser Arznei pleutritische Reizungen hervorrufen. Die Wirkungen zeigen sich hauptsächlich an den Harnorganen. Bei niedriger Dosierung beginnen sie mit einer Erhöhung der Harnmenge, dem damit verbundenen Drang zum vermehrten Wasserlassen und einem Hitzegefühl oder Brennen in der Harnröhre.

Bei höherer Dosierung treten Entzündungen des gesamten Harnweges bis hin zur Niere auf. Weitere Vergiftungserscheinungen sind Kreuzschmerzen, nur noch spärlicher aber blutiger und eiweißhaltiger Urin, brennender Schmerz in der Blasengegend und heftiger Harnzwang. Als weitere Wirkungen sind Temperaturerhöhung und eine große innere Unruhe zu verzeichnen. Neben den Harnwegen sind auch die Geschlechtsorgane von der Wirkung betroffen. Hier ist eine starke Reizung zu beobachten, die sich bei Männern bis zu schmerzhaften Erektionen steigern kann.

Die beschriebenen Wirkungen der Arznei deuten schon auf ihre Anwendung innerhalb der homöopathischen Schule hin: Danach wird Cantharis hauptsächlich bei Entzündungen der Harnwege eingesetzt. Sie ist eines der Hauptmittel bei akuten Blasen- und Harnröhrenentzündungen mit heftigem Harndrang und akuten entzündlich-hyperämischen Erscheinungen im Bereich der Harnorgane aufzufassen und demnach auch anzuwenden.

Treten bei einer akuten Urethritis gnorrhoica posterirr neben heftigem Harndrang auch sexuelle Reizerscheinungen, wie Erektionen und Pollutionen auf, so wird Cantharis nicht unter der 6. Dezimalpotenz verabreicht. Die Arznei bewirkt dann als Simile ein rascheres Abklingen dieser Symptome als die Verordnung eines Sedativums.

Auch bei Blasenkatarren mit weniger intensiven Begleiterscheinungen zeigt Cantharis gute Erfolge. Entsprechend des geringeren Reizzustandes wird die Arznei in tiefer Potenz, nicht unter der 4. Dezimalen, verabreicht. In der 4. bis 6. Potenz erweist es sich auch beim nächtlichen Harndrang der Prostatiker oft als wirksam. Dem Vergiftungsbilde entsprechend wird Cantharis auch bei Pleuritis sich und exsudativa angewendet.

Fortgang der Prüfungen

An dieser Stelle ist zu betonen, dass es sich bei den Prüfungen nicht um einen abschließenden, sondern um einen fortlaufenden Prozess handelt.

Anknüpfend an das Beispiel Cantharis, haben Groenvelt und Bartholin diese Arznei schon vor 200 Jahren bei Blasenerkrankungen empfohlen, wenn auch bei deren chronischen Formen. Diese Empfehlung ist später vollkommen in Vergessenheit geraten. Dies mag daran gelegen haben, dass das Mittel zu hoch dosiert war und dabei Schaden anrichtete oder es aber bei solchen Blasenkatarrhen verordnet wurde, bei denen es nicht das Simile war und somit gar keine Heilwirkung zeigen konnte.

Es sollte nun deutlich geworden sein, wie der homöopathische Arzt anhand der Toxikologie und der Prüfungsergebnisse die Heilanzeige abliest.

Die Bedeutung der Toxikologie für die Homöopathie erkennend, begannen viele Ärzte das Studium der Arzneien mit dem Durcharbeiten der zerstreuten toxikologischen Literatur. Die späteren Jünger Hahnemanns haben es heute leichter: Der Greifswalder Pharmakologe Hugo Schulz veröffentliche zur vorletzten Jahrhundertwende die „Vorlesungen über Wirkungen und Anwendungen der unorganischen Arzneistoffe" und die „Vorlesungen über Wirkungen und Anwendungen der deutschen Arzneipflanzen". Diese Werke stellen all das Toxische und die Wirkung am gesunden Menschen so ausführlich und übersichtlich dar, dass diese Sammlung als die besten Einführungsschriften in die homöopathische Arzneimittellehre zu empfehlen sind. Insbesondere die Anschaffung des letzten Buches über die Arzneipflanzen an sich sei auch den Interessierten nahe gelegt, welche nicht die Absicht haben, ein Studium der Homöopathie zu beginnen. Denn dieses Buch enthält viel Wissenswertes über die in der Volksmedizin verwendeten Pflanzen. So hat Schulz bewusst die Volksmedizin der verschiedenen Regionen Deutschlands in sein Werk mit einbezogen. Er begründete dies mit den Worten „Eine Möglichkeit, die ihrerseits die Aussicht bietet, helfen und heilen zu können, soll man nicht ohne weiteres einfach beiseite stellen und mit Nichtbeachtung behandeln, gleichviel von wem zuerst auf sie hingewiesen worden ist." In seiner humorvollen Art ermahnte Schulz die Ärzte, sich mehr um diese Volksmittel zu kümmern: „Wenn einmal an einem abendlichen Stammtisch die Rede auf Tees aus diesem oder jenem Kraut komme, könne es nicht sein, dass der Herr Lehrer oder der Herr Oberförster mehr darüber weiß, als der staatlich geprüfte Mediziner."

Arzneien als Konstitutionsmittel

Neben Arzneistoffen, die in der Schulpharmakologie vertraut sind, kommen in der Homöopathie auch sehr viele Substanzen zum Einsatz, deren Namen den Schulmedizinern kaum bekannt sind. Als Beispiel hierfür sei Aesculus

Hippocastanium gewählt. Die ersten Prüfungen liegen schon über 135 Jahre zurück. Sie zeigten vor allem eine Wirkung auf Mastdarm und After, die keinem Prüfer entgehen konnte: Neben mehr oder weniger subjektiven Beschwerden, wie Völle, Hitze, Jucken und dem Gefühl eines Fremdkörpers im After, traten vereinzelt auch deutlich wahrnehmbare hämorrhoidale Anschwellungen auf. Das Mittel zeigte also unverkennbar die Organotropie des Mittels auf den Mastdarm und After. Daher versuchten Ärzte Aesculus bei hämorrhoidalen Beschwerden einzusetzen. Dabei haben die therapeutischen Erfahrungen der letzten 75 Jahre die Wirksamkeit immer wieder bestätigt: die Anwendung erfolgt dabei in der 3. Dezimalpotenz.

Über diese Wirkung hinausgehend traten bei den Prüfern auch Schmerzen in der Gegend des Ileosakralgelenks auf. Sie waren nicht besonders stark, sondern äußerten sich eher durch einen dumpfen, mit einem Schwächegefühl verbundenem Schmerz. Achtet man genau darauf, gehen solche Kreuzschmerzen nicht selten in Verbindung mit Hämorrhoidarien einher. Aesculus wirkt zudem auch auf die Rachenschleimhaut, wo es ein Trockenheitsgefühl, sowie Schmerzen im Pharynx, hervorruft.

In diesem Zusammenhang sei erwähnt, dass die alten Ärzte eine „hämorrhoidale Diathese" kannten. Ihren Beschreibungen zu Folge zeigte sich ein chronischer Rachenkatarrh häufig als Begleiterscheinung hämorrhoidaler Beschwerden. In der Totalität seiner Symptome entspricht das Arzneibild des Aesculus also durchaus diesem Hämorrhoidarier-Typ und erweist sich hier als besonders hilfreich.

Gleichzeitig sei betont, dass Aesculus nicht als Universalheilmittel gegen Hämorrhoiden angesehen werden darf. Sind diese durch Nervosität, Überarbeitung, chronische „Auffrischung" durch Nikotin, Alkohol oder Kaffee bedingt, begleitet von Verstopfungen und vergeblichen Stuhlgangsversuchen, ist Nux Vomica in der 4. bis 6. Dezimalverdünnung zu verabreichen. So werden neben den Hämorrhoiden auch die Stuhlverstopfung, die übrigen Magen-Darmbeschwerden und der ganze nervöse Zustand therapiert. Damit werden die Hämorrhoiden nicht isoliert als solche behandelt, sondern ein kranker Mensch, der auch Hämorrhoiden hat, die gerade im Vordergrund seiner Beschwerden stehen.

Hingegen leistet bei Hämorrhoidariern, die zu Hautauschlägen neigen, einen starken Juckreiz beklagen, mal verstopft und mal durchfällt sind, Sulfur in der 3. bis 6. Dezimale gute Dienste.

Bei Auftritt von Hämorrhoiden in der Schwangerschaft erweisen sich hingegen besonders Sepia in der 4. bis 6 und Collinsonia candensis in der 2 Dezimale als hilfreich.

Eine erblich bedingte, konstitutionelle Venenwandschwäche, die sich auch in den Beinvenen zeigen kann, bessert sich bei Gabe von Aciidum floricum in der 6. Dezimalverdünnung und Calcium fluoratum in der 4. bis 6. Verreibung.

In scheinbar paradox erscheinenden aber beobachteten Fällen, in denen hämorrhoidiale Beschwerden nur bei Durchfällen auftreten, wird Aloe als rasch wirkende Arznei verwendet.

Bei äußeren Hämorrhoiden mit frischer, äußerst schmerzhafter Entzündung werden innerlich Acidum muriaticum D3, Lachesis trit D8 oder auch Ammonium carbonicum in der 3. Verdünnung oder Verreibung gegeben, wobei das letzte Mittel frisch zuzubereiten ist.

Vergleich zur schulmedizinischen Therapie

Es ließe sich nun einwenden, dass die Schulmedizin doch viel einfacher sei. Das ist sie sicher! Anknüpfend an das Beispiel des letzten Kapitels könnte man etwas überspitzt formuliert sagen: sie besteht doch darin, neben allgemeinen diätetischen und hygienischen Ratschlägen dem Patienten eine Flasche Gleitöl und eine Schachtel mit Stuhlzäpfchen in die Hand zu drücken. Bei besonderer Sorgfalt geschieht dies, nachdem sich der Arzt mittels digitaler Untersuchung davon überzeugt hat, dass kein geschwüriger Tumor oder eine andere Darminfektion vorliegt; ein Hämorrhoidenleiden nur vorgetäuscht sei.

Die homöopathische Therapie hingegen ist im Vergleich dazu viel zeitraubender. Sie verlangt, wie gezeigt wurde, die Diagnose und den Einbezug weiterer Symptome, sowie eine viel umfassendere Arzneimittelkenntnis.

Die Mühe, den am Hämorrhoiden leidenden Patienten individuell mit den entsprechenden homöopathischen Mitteln zu behandeln, welche auch seine Konstitution berücksichtigt, wird jedoch durch Erfolg belohnt. Denn der Patient wird gleichzeitig von weiteren, lästigen Beschwerden geheilt, welche durch die schematische Behandlung der medizinischen Schule nicht berücksichtigt werden. So werden beispielsweise die Hämorrhoiden beseitigt, Krampfadern als Folge einer Venenschwäche bleiben jedoch erhalten.

Es wäre wünschenswert, wenn die Erfahrungen der homöopathischen Schule in die schulmedizinischen Therapien mit einbezogen werden würden. Etwa in der Art und Weise, dass bei Versagen der bisherigen Behandlungen homöopathische Mittel mit herangezogen werden.

Abschließend sei erwähnt, dass die Kenntnisse über die Konstitutionsmittel nicht allein durch Prüfung am gesunden Menschen entstanden sind. Ein wesentlicher Teil stammt auch aus den Praxiserfahrungen. Hierzu zählt auch die alte Erfahrung, dass bestimmte Krankheiten zu konstitionellen

„Betriebsstörungen" führen. Dabei hat sich gezeigt, dass der homöopathische Arzneimittelschatz Mittel von so tiefgreifender Wirkung umfasst, dass solche Störungen damit wieder in Ordnung gebracht werden können. In diesem Sinne können sich dann Mittel wie Kalk, Eisen, Phosphor, Arsen, Schwefel, Graphit, Barium, Pulsatilla, Nux Vomica und viele andere positiv auswirken.

Die Bereitung der Arzneien

Kennzeichnend für die Homöopathie sind die Mikrodosen, in denen die Arzneien verabreicht werden. Lange Zeit wurde diese Art der Verabreichung von der akademischen Medizin mit Spott und Hohn als Schwindel abgetan, da sich die Wissenschaftler von derart geringen Dosierungen keine Wirkungen mehr vorstellen konnten. Diesbezüglich ist in den letzten Jahrzehnten jedoch ein Umdenken erfolgt. Forscher aus den Gebieten der Bakteriologie, der Immunitätswissenschaft und vor allen Dingen auf dem Gebiet der allergischen Krankheiten haben zwischenzeitlich noch sichere Wirkungen von Stoffmengen beobachtet, die weitaus geringer sind als die in der homöopathischen Allgemeinpraxis gangbaren Dosen. Solche Konzentrationen kommen beispielsweise im Zuge der Desensibilisierung bei allergischen Krankheiten zum Einsatz. Auch Tuberkulinpräparate lösen in Konzentrationen, die selbst in der Homöopathie als sehr gering eingeschätzt werden, noch Hautreaktionen aus. Aus diesem Grunde lassen sich die gebräuchlichsten homöopathischen Konzentrationen heute nicht mehr als „Nichte" oder „barer Unsinn" abtun.

Auf den ursprünglichen Vorschriften Hahnemanns basierend hat sich die Bereitung homöopathischer Arzneien zu einem pharmazeutischen Fachgebiet entwickelt.

Hier soll es darum gehen, ein lediglich Grundverständnis für die verwendeten Mikrodosen zu schaffen. Der an detaillierteren Informationen interessierte Leser sei auf das von Dr. W. Schwabe herausgegebene „Homöopathische Arzneihandbuch" verwiesen.

Die flüssigen Arzneien

Die Dilutionen (dil.) entstehen durch die Verdünnung von Tinkturen mit Alkohol. Zur Bestimmung des Grades der Verdünnung kommen zwei Skalen zum Einsatz, die Centesimaskala und die Dezimalskala. Erstgenannte wurde von Hahnemann und seinen zeitgenössischen Schülern benutzt und wird in einigen Ländern noch heute verwendet. Die Bezeichnung der Verdünnungen beginnt mit einem C. Bei den alkoholischen Potenzen bedeutet dies, dass ein Tropfen einer Tinktur mit 99 Tropfen Alkohol verdünnt wird, um zu einer Dosierung mit der Bezeichnung C1 zu gelangen. Folglich handelt es sich hierbei um eine 1%ige Lösung. Um eine gute Homogenität der Mischung zu erreichen, wird diese gründlich geschüttelt. Wird nun ein Tropfen dieser Lösung wiederum mit 99 Tropfen Alkohol aufgefüllt, entsteht eine Lösung mit der Bezeichnung C2. In ihr sind nunmehr 0,01 % der Tinktur enthalten. Aufgrund der hohen Sprünge der Konzentrationen sind bei dieser Nomenklatur feinere Abstufungen nur umständlich auszudrücken.

Deshalb ging man in Deutschland fast ausnahmslos zur Anwendung der Dezimalskala über. Die danach erstellten Verdünnungen tragen die Bezeichnung D (zuweilen wird stattdessen auch das lateinische Zehnersymbol X verwendet). Demnach ergibt ein Tropfen einer Tinktur gelöst in 9 Teilen Alkohol die 1 Potenz, die Dosierung lautet entsprechend D1. Die Tinktur im Ursprung erhält die Bezeichnung 0. D2 beschreibt eine weitere Zehntelverdünnung der D1 Lösung, deren Konzentration beschreibt, wie C1 eine 1%ige Lösung. Die Konzentration von D3 beschreibt folglich die Konzentration von 1‰, D6 das Verhältnis von 1 zu 1.000.000.

Die festen Arzneien

Sie werden aus Substanzen bereitet, welche nicht in Alkohol löslich sind. Als Arzneiträger und Mittel der Verdünnung kommt für sie ersatzweise Milchzucker zum Einsatz. Dabei wird die Ursubstanz pulverisiert und anschließend mit 9

Teilen Milchzucker in einer Verreibungsschale unter Berücksichtigung bestimmter Vorschriften durchschnittlich eine Stunde lang verrieben, um zu einer D1 zu gelangen. Die weitere Verdünnung geschieht analog zur Methode der flüssigen Arzneien: Ein Teil der D1 wird mit weiteren 9 Teilen verrieben, um eine D2 zu erhalten, u.s.w.. Diese festen Verreibungen werden als trat. (Trituratio) bezeichnet. Ihre Herstellung bzw. die Verreibung erfolgt heute auf maschinelle Art. Die Überführung des Pulvers in Tablettenform, übliche Mengen sind 0,1 und 0,25 Gramm, geschieht bei homöopathischen Präparaten ausschließlich durch mechanischen Druck, ohne Verwendung weiterer Substanzen als Bindemittel.

Die Rezeptur gestaltet sich einfach, wie aus dem folgenden Beispiel erkenntlich wird: Will man einen Kranken mit Schlaflosigkeit vom Coffea-Typ dieses Mittel in der für 2 Dezimalpotenz verordnen, wird die Rezeptur nach dem Schema Arzneimittel-Verdünnungsform-Verdünnungsgrad angegeben: Sie lautet folglich Rp. Coffey dil. D3.

Sieht man von den Originalverpackungen der Großindustrie einmal ab, so ist die homöopathische Rezeptur um ein Vielfaches einfacher als die der Schulmedizin.

Die Bestimmung der Rezepturen

Wenngleich sich die Arznei selbst einfach bestimmen lässt und eine Einprägung der Maximaldosis nicht erforderlich ist, erweist sich die Bestimmung der für einen Krankheitsfall geeigneten Arznei und die Bestimmung ihrer Potenzhöhe als aufwändiger. Die Berücksichtigung der Konstitution wurde schon anhand der Beispiele Aesculus oder Cantharis verdeutlicht.

Zur Bestimmung der geeigneten Potenz kann auf die vor gut einhundert Jahren formulierte Arndt-Schulz-Regel oder das Arndt-Schulz-Gesetz als Grundprinzip hingewiesen werden. Dieses „Biologische Grundgesetz" besagt, dass schwache Reize die Lebenstätigkeit anfachen, mittlere Reize fördern sie, starke Reize die Lebenstätigkeit hemmen und stärkste sie aufheben.

Eine weitere erste Orientierung verschaffen die Feststellungen von Hugo Schulz zur Umkehrung der Wirkung kleiner und großer Arzneidosen. Er widmete diesem Thema eine Monographie, in der er die Wirkung von Quecksilber auf die Schleimhäute des Mundes und des Rachens darstellte. In starken Dosen treten Reizzustände mit Nekrotisierung und Abstoßung des Epithels auf. Für den Homöopathen sind diese Vergiftungsanzeichen als Heilanzeigen für Erkrankungen in diesem Bereich aufzufassen. In schwächeren Gaben wirkt es beim Gesunden nicht mehr, wohl aber beim

Kranken, der gerade im erkrankten Bereich besonders empfindlich auf diesen Arzneireiz reagiert. Ist der Reiz nun so schwach, dass er nicht mehr schadet, so wird er doch eine gewisse Wirkung hervorrufen. Sie ist offenbar in einer Verstärkung der Hyperämie, dadurch verbesserter Ernährung, besserem Abtransport der Antitoxine und den die erkrankten Zellen belebenden und regenerierenden Stoffen zu suchen. Dies führt in Summa dazu, dass der Körper die Krankheit schneller bewältigen kann.

Die Entwicklung zur Bestimmung der geeigneten Potenz soll hier aber nicht weiter vertieft werden. Vielmehr sei an dieser Stelle auf die Ausführungen zu Cantharis erinnert, deren Wirkung von dem Reizzustand des erkrankten Organs, wie auch von der individuellen Empfindlichkeit des Patienten, abhängig ist.

An dieser Stelle bleibt abschließend zu sagen, dass es nicht nur darauf ankommt, dass der Arzt das richtige Mittel und den richtigen Verdünnungsgrad gewählt und das Rezept richtig und leserlich ausgefüllt hat, sondern auch darauf, dass der Kranke dieses Mittel auch tatsächlich erhält. Auf diese Problematik der korrekten Herstellung wird später noch ausführlicher eingegangen.

Erklärungsversuche zur Wirkungsweise der Arzneien

Eine hundertprozentige Erklärung zur homöopathischen Arzneiwirkung gibt es bisher nicht, lediglich Erklärungsversuche dazu. Doch auch die Schulmedizin ist nicht in der Lage, immer hundertprozentige Erklärungen zu liefern. So gilt die Arzneiwirkung von Quecksilber und Jodkali bei Syphilis zwar als sicher, die Wirkungsweise ist aber auch in diesem Fall ungeklärt geblieben.

So sei es auch den Homöopathen nicht zu verdenken, dass auch diese keine hundertprozentige Erklärungen liefern können. Erklärungsversuche sind eben nur Erklärungsversuche, die aber mit fortschreitender Erkenntnis an Zuverlässigkeit gewinnen. Diese Erkenntnisse erwachsen vornehmlich aus der Praxis; dies ist ein wesentliches Merkmal der Homöopathie.

Dennoch sei kurz erwähnt, dass auch Bemühungen um theoretische Erklärungsversuche bestehen. Diesbezüglich seien die experimentellen Arbeiten und Laboratoriumsversuche von Kötschau zur Arndt-Schultzschen Reizregel genannt, deren Ergebnisse an der Berliner Akademie in einer Vorlesung über biologische Medizin vorgetragen wurden.

Anregungen für die Praxis

An dieser Stelle endet der kleine einführende theoretische und historische Exkurs. Das Buch soll sich auch an den Praktiker wenden. Daher sollen die Ausführungen im weiteren Verlauf dazu dienen, Anregungen zu Versuchen in der eigenen Praxis zu liefern. Die beschriebenen Versuche sind auf eng umschriebene Symptomkomplexe zu beziehen. Bei der Wahl der Arzneien kommen nur wenige Mittel in Frage, so dass die Gefahr eines Fehlgriffes nicht all zu groß sein wird.

An dieser Stelle sei abschließend betont, dass Fehlschläge der im Anschluss empfohlenen Behandlungen nicht der Homöopathie angelastet werden sollten. Der Leser sollte sich vielmehr der Schwierigkeit einer korrekten homöopathischen Arzneiverordnung vor Augen halten und Fehlschläge als Mangel an Erfahrung in der praktischen Homöopathie auffassen.

Der Apotheker als Hersteller homöopathischer Arzneien

Der Dissens unter Apothekern und Homöopathen

Als Hahnemann seine homöopathische Methode aufbaute und dabei anstatt ellenlanger heroischer Arzneigemische auf das tropfenweise Einnehmen von Arzneiverdünnungen setzte, stellte er seine Arzneien selber her. Dies brachte ihm die Gegnerschaft der Apotheker ein. Auch nach seinem Tode wurden die homöopathischen Arzneien von seinen

Schülern weiterhin eigenständig hergestellt und abgegeben. Ursächlich waren - wie später noch gezeigt wird - berechtigte Zweifel vorhanden, dass die Arzneien von, durch die der Homöopathie fremd und gegnerisch gegenüberstehenden, Apothekern auch tatsächlich mit der Sorgfalt hergestellt wurden, wie dies nun einmal erforderlich ist.

Aus diesem Grunde wurde den homöopathischen Ärzten im alten Preußen das Recht verliehen, ihre Mittel selbst herzustellen. Dieses Recht ist erst in jüngster Vergangenheit aufgehoben worden.

Die Tradition der ablehnenden Haltung vieler Apotheker reicht bis in die Zeit Hahnemanns zurück. Noch bis vor kurzem sahen sie homöopathische Mittel, selbst in tieferen Potenzen, als „Nichtse" an, als Mittel, die eben „so gut wie nichts" enthielten, was dann dazu führte, dass sie anstatt der verordneten Präparate einfach reinen Alkohol oder Milchzucker enthielten, die in entsprechend „richtig" etikettierte Fläschchen gefüllt wurden.

Die Suggestion des „Nichts" war durch die gängige Auffassung der Schulmedizin begründet. Die Ablehnung der von Hahnemann begründeten Homöopathie durch die Apotheker ging genau genommen jedoch über ihren Kompetenzbereich hinaus. Denn die Aufgabe des Apothekers besteht ja in der sorgfältigen Herstellung der Arzneimittel in der Form, in der sie der Arzt aufgrund seines Wissens und Könnens verordnet hat. Eine Kritik, die über die Technik der Herstellung der Arzneien hinausgeht und sich auf die therapeutische Wirkung oder die Dosierung bezieht, steht dem Apotheker nicht zu. Dabei erscheint es unerheblich, ob die Verordnung nun allopathisch oder homöopathisch ist. Allein deshalb darf sich der Apotheker in der Ausübung seines Berufes gegenüber der Homöopathie nicht anders verhalten als gegenüber der Allopathie.

Zudem kann der Apotheker aufgrund seiner Qualifikation nicht erkennen, ob und wieweit die Ablehnung einer Heilmethode tatsächlich berechtigt ist. Selbst wenn eine Ablehnung einer Heilbehandlung nach aktuellem naturwissenschaftlichen oder schulmedizinischen Stand berechtigt erscheint, so ist nicht zu verkennen, dass ein aktueller naturwissenschaftlich-medizinischer Kenntnisstand nie ein vollständiger und endgültiger sein wird. In der Vergangenheit hat es sich gezeigt, dass sich dieser Stand im Laufe der Zeit immer wieder verändert hat. In diesem Sinne wandelt sich auch die Beurteilung homöopathischer Heilmethoden durch die Schulmedizin. Auch dies spricht dafür, dass sich der Apotheker streng neutral zwischen Allopathie und Homöopathie verhalten und die homöopathischen Arzneimittel ebenso gewissenhaft herstellen muss.

Schließlich begründete auch eine zunehmend offenere Haltung der Schulmedizin gegenüber den homöopathischen

Heilmethoden ein Umdenken bei den Apothekern. Ein bemerkenswerter Meilenstein in diese Richtung erfolgte bereits im Jahre 1928, als der bekannte Berliner homöopathische Arzt Dr. Bastaniere an der Universität Vorlesungen und Übungen in Homöopathie für die Studierenden der Medizin abhielt. Die Veranstaltungen umfassten die Grundlagen der Homöopathie: die Zubereitung und Untersuchung homöopathischer Heilmittel. Der Einzug der alternativen Heilmethode auf die schulmedizinische akademische Bühne blieb nicht ohne Auswirkungen. Für die Apotheker ging daraus ein erster Impuls hervor, ihr negatives, gleichgültiges Verhalten gegenüber der Homöopathie aufzugeben und gegenüber der Zubereitung homöopathischer Heilmittel das ihr gebührende Interesse aufzubringen.

Hinzu kam, dass die Apotheker keinerlei Ausbildung in der homöopathischen Pharmazie erhielten. Im Folgenden soll aufgezeigt werden, welche Schwierigkeiten bei der Beschaffung der Arzneien aus den Apotheken erwachsen können.

Ein ablehnendes Verhalten lässt sich unter anderem auch dadurch begründen, dass der gewissenhafte Apotheker keinen leichten Stand mit der Homöopathie hat. Der homöopathische Arzneischatz umfasst über 1000 Mittel, von denen etwa 300 eine größere praktische Bedeutung haben. Diese dann auch noch in den verschiedenen Potenzen vorrätig zu haben ist wirtschaftlich betrachtet nur den größeren Betrieben zumutbar.

Die dargelegten Gründe führten dazu, dass sich der bloße Dissens auch verhaltenswirksam auswirkte, was anhand der folgenden Beispiele verdeutlicht werden soll.

Negativbeispiele

Bei der Prüfung auf die Zuverlässigkeit traten die eigenartigsten Ereignisse zu Tage. So wurden Mittel, wie vorgegeben, in Dilutionen geliefert, obwohl diese sich in der betreffenden Potenz flüssig herstellen ließen, z.B. Mercurius solubilis D4.

Auch nicht existente Mittel wurden prompt abgegeben, so z.B. Madaroma Fraudulentum (betrügerischer Glatzkopf). Nach Vorlage des Rezeptes wurden Flaschen mit der Aufschrift des Wirkstoffs und der entsprechenden Potenz etikettiert und abgegeben.

Darüber misstrauisch geworden, dass auch seltener gebrauchte Mittel immer sofort an die Kranken ausgehändigt wurden, machte Dr. Aubertin in Güstebiese einen Test: Er hatte selbst einen kleinen schwarzen Hund namens Bazi. Den Namen des Hundes schrieb er in lateinisierter Form auf ein Rezeptformular:

Rp. Bathius niger D15 10,0 S. 3 mal täglich fünf Tropfen

Eine Mittelperson erhielt gegen Vorlage dieses Rezeptes eine mit verdünntem Alkohol gefüllte Flasche mit der Etikettierung: Rp. Bathius niger D15.

Vor einem halben Jahrhundert konnte Dr. Pfleiderer in Ulm durch eine versehentlich nicht ganz geschlossene Türe beobachten, wie verschiedene von ihm georderte Mittel alle aus derselben Flasche abgefüllt wurden, deren Etikett die Aufschrift „Globoli Saccarum Lactis" trug.

Selbst Mittel, die in der angegebenen Potenz noch durch Geruch oder Farbe erkennbar sind, wie z.B. Petroleum D2, wurden als farb- und geruchlose Flüssigkeit, bzw. reines Milchpulver, abgegeben. Auch bezüglich der Potenzen kommt es zu unerwünschten Abweichungen. Selbst große Krankenhäuser bleiben von solchen Geflogenheiten nicht verschont. Erst kürzlich wurde ein Berliner Krankenhaus mit einer Secale D6 beliefert, obwohl die Rezeptur D3 lautete.

Die Ausführungen machen verständlich, warum bereits die Ärzte in Preußen sich das alte, von ihren Vorfahren erkämpfte Recht nicht nehmen lassen wollten, homöopathische Mittel selbst zuzubereiten und zu vertreiben. Sie machen auch verständlich, warum Ärzte verstimmt wurden und deshalb nicht nur auf die Ausgabe von Originalpackungen homöopathischer Herstellerfirmen bestanden, sondern auch ihren Kranken die Gründe hierfür mitteilten. So kam es über die Jahrzehnte dann auch zu einer Vertrauenskrise bei ihrem Publikum gegenüber nicht in Originalverpackungen abgegebenen homöopathischen Medikamenten.

Nicht unbetroffen blieb von dieser Vertrauenskrise letzten Endes auch die standesbewusste Apothekerschaft selbst. Als Maßnahmen sind exemplarisch Fortbildungskurse und Einzelvorträge zu nennen. Ein wesentlicher Schritt war die Schaffung einer verbindlichen homöopathischen Pharmakopöe in einer besonders für das Apothekenlaboratorium verfassten Anleitung, die jeden Apotheker in die Lage versetzte, die Arzneien richtig herzustellen.

Zur Zeit ist man um die Findung eines Modus vivendi bemüht, der sowohl die Ärzte, die Apotheker wie auch den Patienten zufrieden stellt. Ein Blick in die pharmazeutische Fachliteratur zeigt, dass die Bereitschaft dazu insbesondere bei der Führung der Apothekerschaft vorhanden ist.

Als positive Entwicklungen sind Apotheker zu nennen, die sich auf die Herstellung homöopathischer Arzneien spezialisiert haben. Exemplarisch sind diesbezüglich Schwabe in Leipzig oder Mayer in Bad Cannstatt zu nennen, die in verschiedenen Städten ihre Niederlassungen und Offizine eingerichtet haben, von denen aus die Klientel der homöopathischen Ärzte versorgt werden. Letztere konnte, wenn sie eine von den Herstellern plombierte Originalverpackung erhielt, sicher sein, tatsächlich auch die entsprechende Arznei in der auf der Etikette angegebenen Potenzhöhe in den Händen zu haben.

Kontrolle der Arzneien

In die gleiche Richtung wirken auch die heute verfügbaren Mittel zur Kontrolle der Arzneien. In früheren Jahren war es fast nicht möglich zu überprüfen, ob die Mittel vorschriftsmäßig hergestellt waren. Ausnahmen waren bestenfalls einige Mittel, die sich in niedriger Potenz durch Geruch oder Farbe noch wahrnehmen ließen. Exemplarisch seien hier etwa Petroleum oder farblich erkennbar Kalium bicromicum, Coccus cactl, Graphit oder Cinnarbaris zu nennen.

Die übrigen homöopathischen Medikamente waren für lange Zeit von reinem Alkohol oder purem Milchzucker nicht zu unterscheiden. Schulz schreibt diesbezüglich: „In demselben Maße, in dem der Verbrauch homöopathischer Arzneien wuchs und ihre Herstellung aus dem Sprechzimmer der Ärzte in die Apotheken und großen Fabriklaboratorien überging, vermehrte sich auch der Wunsch nach Untersuchungsmethoden, die auf die Eigenart dieser Arzneigattung, auf die Identifizierung kleinster Mengen und Differenzierung verschiedenartiger Pflanzenauszüge eingestellt waren".

In den letzten Jahren sind - vor allem in den Laboren der Apotheken - diverse Methoden entwickelt worden, mit denen sich viele homöopathische Medikamente noch bis in mittlere Potenzhöhen hinein nachweisen lassen.

Diesbezüglich sind zunächst die mikrochemischen Methoden zu nennen, die beispielsweise dazu geeignet sind, Kupfer in der D5, Blei noch in der D7 oder Quecksilber in der D6 Potenz einwandfrei nachzuweisen.

Einen Fortschritt in diese Richtung brachten die Arbeiten von Platz, Neubauer und Kuhn.

Die Kapillaranalyse von Platz, wie auch die Lumineszenzanalyse nach Neugebauer ermöglichen nicht nur die Kontrolle des Wirkstoffgehaltes, sondern auch die Überprüfung der Verdünnungen.

Über die Kapillaranalyse führt Schulze aus: „Ihr Prinzip beruht darauf, dass man Flüssigkeiten, die untersucht werden sollen, von Filterpapierstreifen aufsaugen lässt, das Papier trocknet und nun die mit dem Papier vorgegangenen Veränderungen prüft. Dabei hat sich herausgestellt, dass jeder Pflanzenauszug, gleich dem Fingerabdruck des Menschen, sein Charakteristikum hat, besonders gefärbte Zonen aufweist, durch Reagenzien verschieden beeinflusst wird, kurzum ein Kapillarbild zeigt, das teils allein, teils unter Hinzuziehung anderer Methoden die Identifizierung eines Untersuchungsobjektes ermöglicht. Als Untersuchungsobjekt tritt an die Stelle der Lösung oder Tinktur der damit präparierte Kapillarstreifen".

Zu diesen anderen Methoden zählt die Lumineszenzanalyse. Sie führte zu einer wesentlichen Erweiterung und Vertiefung der Möglichkeiten der Kapillaranalyse. Diese Kombination der beiden Analyseverfahren zur Anwendung für homöopathische Präparate geht auf Platz und Neugebauer zurück.

Die Lumineszenzanalyse selbst beruht darauf, dass gewisse Stoffe unter ultraviolettem Licht lumineszieren. Dieses Aufleuchten entsteht dadurch, dass die zu untersuchenden Stoffe mehr oder minder dazu im Stande sind, für das Auge unsichtbares ultraviolettes Licht in ein für das Auge sichtbares Lichtspektrum zu verschieben. Dieses Verhalten, genauer gesagt: die sichtbare Intensität und Farbe der Lumineszenz, lässt nun Rückschlüsse auf einen Stoff zu. Dies sei anhand eines praktischen Beispiels verdeutlicht:

Für einige Präparate und Dilutionen ist im homöopathischen Arzneibuch die direkte Lumineszenzprüfung wie folgt vorgeben: Dazu werden 1 bis 2 ccm des Mittels in ein Reagenzglas von ca. 1,5 cm Weite gegeben und im Filterultraviolett betrachtet.

Unter Hydrastis findet sich beispielsweise unter „Charakteristik und Arzneiformen", dass 2 ccm der Tinktur oder der 2. Dezimalverdünnung mit 1 ccm Natronlauge zu versetzen sind. Sie werden braun gefärbt, die Lumineszenz schlägt in stark graublau bis grünblau um. Die Verdünnungen sind bis zur D4 gelb gefärbt, sie lumineszieren bei saurer Reaktion gelbgrün, bis D4 hellgrünblau, bei alkalischer Reaktion noch in der D4 hellblau.

Gerade für die kleinen und mit der gewöhnlichen chemischen Analyse kaum erfassbaren Menge von Wirkstoffen homöopathischer Dilutionen ist die Analyse mittels des kombinierten Verfahrens die erste Wahl.

Bei manchen Mitteln lässt sich noch bis in die 8. Potenz nachweisen, ob der geforderte Wirkstoff, etwas anderes oder auch gar nichts in der Flasche enthalten ist. So gelingt beispielsweise der Identitätsnachweis für Berberis D8, Hydrastis D8, Colombo D6, Sangiunaria D6 oder Sinapis alba D6.

Darüber hinaus ist heute auch nachweisbar, ob eine Arznei richtig, d.h. beispielsweise aus einer frischen oder einer getrockneten Pflanze, zubereitet wurde.

Wie den Ausführungen von Neugebauer zu entnehmen ist, sind die Verfahren auch für die Arzneiform der Streukügelchen geeignet. Der Vollständigkeit halber sei hier noch erwähnt, dass Lumineszenzerscheinungen auch bei homöopathischen Verreibungen, vorzugsweise unter dem Mikroskop, beobachtet werden können.

Der Umgang mit den Apothekern in der Praxis

Die Versorgung der Kranken mit homöopathischen Arzneien erfolgt heute ausschließlich über die Apotheken. Es bietet sich an, den Apotheken in der Nähe mitzuteilen, dass man beabsichtigt, zunehmend homöopathisch zu ordinieren und den Apothekern einen Überblick darüber zu verschaffen, welche Mittel er vorrätig halten sollte. Die Arzneimittelverzeichnisse der homöopathischen Herstellerfirmen umfassen eine Unzahl an Arzneistoffen und es kann nicht von jedem Apotheker erwartet werden, dass er all diese Mittel, dazu noch in den verschiedenen Potenzen, vorrätig hält.

Da heute in fast jeder Apotheke auch einige homöopathische Mittel vorrätig gehalten werden, dürfte es dem ordinierenden homöopathischen Arzt nicht schwer fallen, in einer Apotheke seines Bezirks die Vorräte so ergänzen zu lassen, dass vor allem die in akuten Fällen angezeigten Arzneien griffbereit liegen. Denn mit dieser Lagerhaltung erschließt sich auch der Apotheker einen neuen Kundenkreis. Der Arzt wird ihm also ein Verzeichnis der Mittel erstellen, die man hauptsächlich anzuwenden gedenkt, sowie Angaben darüber, in welchen Potenzen diese Mittel in Zukunft wahrscheinlich am häufigsten verlangt werden.

Bei flüssigen Mitteln lässt man die Verdünnungsstufen durch den Apotheker selbst herstellen, denn dieser Herstellungsmodus geht leicht von statten und beansprucht nur wenig Zeit. Zudem kann damit auch der Notwendigkeit entsprochen werden, dass bei Epidemien innerhalb weniger Stunden oder Tage große Mengen eines Mittels verordnet und nachgeliefert werden können. Zeigt etwa eine Grippe bei vielen Erkrankten eine Verlaufsform, welche den Indikatoren von Gelsemium entspricht, so kann es durchaus vorkommen, dass ein viel beschäftigter Praktiker an einem Tage mehrere Dutzend Rezepte von Gelsemium D3 ausstellt. Hält der Apotheker Gelsemium D3 in zwölf Packungen vorrätig, kann er nur die ersten zwölf damit versorgen. Die anderen müssen warten, bis er von einer Zentralstelle weitere Mittel bezogen hat, was gelegentlich einige Tage dauern kann. Hält er hingegen 50 Gramm Gelsemium in der D1 vorrätig, so lassen sich daraus 500 der üblichen 10-Gramm-Fläschchen in der D3 Verdünnung herstellen und damit eine entsprechende Anzahl von Erkrankten versorgen.

In vielen größeren Städten haben sich zwischenzeitig einige Apotheker auf die Homöopathie spezialisiert und ihren

Apotheken besondere homöopathische Offizine angegliedert. Diese werden von besonders qualifiziertem Personal geleitet und sind in der Lage, die meisten homöopathischen Medikamente zu liefern.

Beabsichtigt ein Apotheker nicht die Erweiterung seines Betriebes um eine homöopathische Offizin und die Anschaffung der hierfür benötigten Verreibungsmaschinen erfordert die Selbstherstellung viel Zeit und Mühe. Um von einer Verreibung von D3 auf D6 zu kommen sind 3 Stunden Zeit erforderlich, da jede Potenzierung die einstündige Verreibung mit Milchzucker in Anspruch nimmt. Hier erscheint es zweckmäßiger, einen größeren Bestand an Packungen in den anfallenden Potenzhöhen aufzubauen.

Ergänzend sei zu erwähnen, dass Misstrauen gegenüber den Apothekern bzw. deren selbst hergestellten Verdünnungen nicht bei den Ärzten, sondern auch bei den Kranken selbst, besteht. So ist in manchen Gegenden deren Abneigung gegenüber selbst hergestellten Verdünnungen festzustellen, was sich darin äußert, dass auf versiegelte Originalverpackungen einer der bekannten homöopathischen Arzneimittelfirmen bestanden wird. Hier zeichnen sich leider noch heute deutlich die Nachwirkungen der Missstände in der Vergangenheit ab.

Wenngleich diese Missstände selbst zwischenzeitig der Vergangenheit angehörten, sei an dieser Stelle abschließend erwähnt, dass Spannungen im Verhältnis vom homöopathischen Arzt und Apotheker durch Gespräche beseitigt werden können, indem die unterschiedlichen Berufsperspektiven berücksichtigt und ausgetauscht werden, um einen gemeinsamen Weg zum gemeinsamen Ziel der Aufrechterhaltung der Volksgesundheit zu finden.

Das Erlernen der Homöopathie

Die formale Qualifikation

Zu früheren Zeiten war es jedem Arzt möglich, sich eigenmächtig und ohne jede Kontrolle auf seinem Schild als Homöopath auszuweisen, wenn ihm dies irgendwie angebracht erschien. Dieser Umstand ist nicht ohne negative Folgen geblieben: Da die homöopathische Heilmethode beim Publikum viel Vertrauen genießt, haben sich Ärzte gelegentlich als Vertreter dieser Heilmethode ausgegeben. Sie hatten Mittel namhafter Hersteller homöopathischer Präparate verordnet, ohne über jede Sachkenntnis über deren Wirkungsweise zu verfügen, um auf diese Weise zahlreiche Anhänger der Homöopathie in ihre Praxis zu schleusen. Fehlende Regelungen haben auch dazu beigetragen, dass „scheinbare"

Homöopathen so zu „Totengräbern der Homöopathie" geworden sind, indem sie jede Aufbauarbeiten ernster Vertreter sabotierten und deren Ansehen, wie auch das der Heilmethode an sich, nur schadeten.

Daher wurde die Berechtigung zum Tragen der Bezeichnung „Homöopathischer Arzt" zwischenzeitlich neu geregelt. Die berufliche Stellung des homöopathischen Arztes ist nun so geregelt, dass die Bezeichnung einer bevorzugt homöopathischen Tätigkeit (z.B. auf dem Arztschild und in den Ärzteverzeichnissen) von der zuständigen Ärztekammer genehmigt werden muss. Eine solche Genehmigung setzt voraus, dass der Arzt den Nachweis einer ausreichenden Qualifikation in diesem therapeutischen Fachgebiet vorweisen kann.

Zum Erwerb einer solchen Qualifikation bieten sich prinzipiell zwei anerkannte Wege an:

Die erste Option besteht in der Ausübung einer mehrjährigen Assistententätigkeit an einer klinisch geleiteten homöopathischen Krankenhausabteilung.

Daneben besteht die Option, die Qualifikation weitgehend autodidaktisch zu erwerben und diese beim Deutschen Zentralverein Homöopathischer Ärzte nachzuweisen. Neben dem reinen Bücherstudium sind Praxiserfahrungen allerdings unverzichtbar. Sie können durch praktische Versuche in der eigenen Praxis erlangt werden. Die Teilnahme an homöopathischen Fortbildungskursen, die Famulatur an Krankenhäusern, Polykliniken oder in der Sprechstunde homöopathischer Ärzte sind alternative oder ergänzende Möglichkeiten, praktische Erfahrungen zu sammeln.

Der Arzt erwirbt seine Berechtigung durch Beitritt zum Zentralverein, welche mit der erfolgreichen Ablage einer Aufnahmeprüfung durch den örtlich zuständigen Gauverband erfolgt. Dabei wird in einem Kolloquium festgestellt, ob der Kandidat tatsächlich über ausreichende Kenntnisse in der homöopathischen Arzneimittellehre, der Pharmazie, in der Geschichte der Homöopathie und der praktischen Homöopathie erworben hat. Zusätzlich wird vom Kandidaten die Teilnahme an einer homöopathischen Arzneimittelprüfung gefordert. Mit dieser Regelung ist mit der Bezeichnung „Homöopathischer Arzt" eine gewisse fachliche Grundlage geschaffen worden.

Im Anschluss soll nun etwas näher auf die beiden Wege zum Erwerb der praktischen Qualifikation eingegangen werden.

Die Assistenz an einer homöopathischen Krankenanstalt

Wenngleich der Weg einer mehrjährigen Assistenztätigkeit nur wenigen der interessierten Ärzte offen steht, erscheint er als der bessere, um sich eine gediegene homöopathische Fachkenntnis und einen ausreichenden Überblick über die

Möglichkeiten und Grenzen dieser Heilmethode anzueignen.

Die Praxis in einer solchen Klinik sei hier anhand eines Beispiels verdeutlicht.

Als erster Patient des Tages kam ein Arbeiter, welcher die Poliklinik wegen seiner Kopfschmerzen aufgesucht hatte. Der homöopathische Arzt, Herr Wapler, stellte dem Kranken verschiedene Fragen, so nach der Stelle, an dem er den Schmerz verspürte, nach der Zeit des Auftretens, nach der Art der Wahrnehmung des Schmerzes (ob stechender oder klopfender Natur). Anschließend wurde nach verbessernden oder verschlechternden Umständen gefragt, etwa ob Ruhe, Kälteanwendungen oder Druck eine Veränderung bewirkten.

Auf diese Art gelangte der Arzt zu folgender Kenntnis.

1. Die Kopfschmerzen wurden im Stirnbereich lokalisiert.

2. Nach dem Aufwachen war der Patient schmerzfrei, die Schmerzen begannen im Laufe des Vormittags, verschlimmerten sich im Tagesablauf, um dann gegen Abend wieder abzufallen. Während der Nacht war der Patient wieder völlig beschwerdefrei.

3. Den Kopfschmerzen war ein lang anhaltender Schnupfen vorangegangen.

Die anschließenden Untersuchungen zeigten nichts Krankhaftes an den inneren Organen. Aus der Rhinoskopie ergaben sich keinerlei Anhaltspunkte für das Vorliegen einer Nebenhöhlenvereiterung. Es wurde die Diagnose einer postsinusitischen Neuralgie gestellt. Unter Berücksichtigung der vom Patienten angegebenen speziellen Formulierung seiner Beschwerden wurde unter den homöopathischen Mitteln schließlich das Kopfschmerzmittel Spigelia D4 ausgewählt.

Von mehreren, in die engere Wahl gekommenen Mitteln, begründete der Arzt seine Auswahl wie folgt: Der Spigeliakopfschmerz ist der „Sonnenkopfschmerz", dessen Verlauf dem der Sonne entsprechend morgens beginnt, zunehmend - meist bis zur Mitte des Tages - ansteigt und zum Abend hin wieder nachlässt. Ferner ist dieser Schmerz im Bereich der Stirn zu lokalisieren. Die therapeutische Erfahrung spricht für die besondere Wirksamkeit des Mittels Spigelia D4 bei postsinusitischen und sinusitischen Schmerzen. Dies wurde dem Patienten in seiner Gegenwart so vorgetragen. Durch seine Anwesenheit und seine Äußerungen war er, wie auch das Krankheitsbild, die ganze Zeit bildhaft vor Augen, so dass der Arzt und seine Mitarbeiter dieses Bild mit den Indikatoren des Arzneibildes vergleichen konnten.

Die Teilnahme an der Vorstellung des Patienten verschaffte neben dem Erwerb der Spigeliaindikatoren den zusätzlichen Gewinn, weitere Mittel kennen zu lernen, die bei anderen Verlaufsformen von Kopfschmerzen im Bereich der Stirn zur Anwendung kommen könnten. Bei der Wahl der Arznei wurden auch andere Mittel besprochen, die differentialdiagnostisch bei Stirnkopfschmerzen in die engere Wahl kommen könnten. Neben ihrer Nennung wurden auch deren speziellen Indikatoren besprochen. Ergänzend wurden noch die in verschiedenen Stadien einer Nebenhöhlenerkrankung anzuwendenden Medikamente erörtert.

Es ist nachvollziehbar, dass man auf diesem Wege sehr schnell in medias res der homöopathischen Arzneimittelwahl kommen wird. Das Einarbeiten durch ein ausschließliches Bücherstudium ohne, eine solche praktische Einführung, erfordert hingegen viel Fleiß und Mühe.

Der autodidaktische Weg

Da sich die Mehrzahl der Ärzte eine Qualifikation über den Weg der Assistenztätigkeit nicht ermöglichen kann, greifen diese zum Selbststudium und versuchen, sich das Eindringen in die Thematik der Homöopathie durch Teilnahme an Ärztekursen und kurz andauernden Famulaturen zu erleichtern. Denn das ausschließliche Bücherstudium bringt einige Schwierigkeiten mit sich. So besteht die homöopathische Arzneimittelwahl in vielen Fällen in einem gewissen bildhaften Vergleichen zwischen den der vom Erkrankten beklagten Erscheinungen mit den so genannten Arzneibildern einzelner Mittel, die in der Arzneimittellehre beschrieben werden. Dieser Vergleich unterscheidet sich von der dem Schulmediziner geläufigen Vorgehensweise, so dass es ihm zuweilen schwer fallen kann, den rechten Weg zu finden.

Da jeder Mensch seine eigene Methode hat, wie er etwas am besten erlernt, werden die Wege des Selbststudiums individuell verschieden sein. Unabhängig davon sollte das Einarbeiten in die praktische Homöopathie prinzipiell mit dem Erlernen einiger Arzneimittelbilder angegangen werden. Das Erlernen eines Arzneimittelbildes sollte mit der Information über die Toxikologie und etwaige Arzneimittelnebenwirkungen eines Stoffes beginnen, um so Erkenntnisse über gewisse „Hauptrichtungslinien" zu gewinnen. Diese Grundkenntnisse bilden dann die Basis des eigentlichen Studiums des betreffenden Stoffes als Mittel der gebräuchlichen homöopathischen Arzneimittellehre. In der Literatur findet sich unter den jeweiligen Mittelnamen meist eine Einführung in dessen allgemeine therapeutische Indikation.

Beispiel Quecksilber

Für das Mittel Quecksilber lauten diese allgemeinen therapeutischen Indikationen wie folgt:

Quecksilber kommt zur Anwendung bei entzündlichen Erkrankungen

1. der Schleimhäute

1.1 der Mundhöhle, des Zahnfleisches, der Zunge, des Rachens, der Nase und der Nebenhöhle, des Mittelohrs und der Tuben, der Augenbindehäute und des Tränennasenganges, des Nierenbeckens, der Blase und der Harnröhre, der Scheide, des Samenstranges und der Eileiter, der Vorhaut und der Vulva.

Die Leitsymptome sind hier frisch entzündliche Erkrankungen mit schleimig-eitrigen, gelb-grünlichen Absonderungen der Schleimhäute, teilweise mit Geschwürbildung auf der Schleimhaut.

1.2 des Duodenums mit Übergang auf die Gallengänge und den Pankreasgang, sowie der Gallenblase

1.3 des Dickdarmes und des Mastdarms

Leitsymptome sind hier schleimige, blutige Durchfälle mit starken Tenesmen und Geschwürbildung im Dickdarm.

2. der Drüsen

Hugo Schulz „Alles was echte Drüse heißt, reagiert auf Quecksilber," also die Speicheldrüsen, Tonsillen, Tränendrüsen, Vorsteherdrüse, der Hoden und Nebenhoden, der Eierstöcke, der Bartholonischen Drüsen, der Brustdrüsengänge, der Schweißdrüsen, der Talgdrüsen (Gerstenkörner und Furunkeln),

des Appendix vermiformis, der Lymphdrüsen und der Lymphfollikel und des Dünndarmes (Peyer´schen Plaques).

Leitsymptom ist hier die frische Drüsenentzündung im Stadium der Infiltration.

3. der Haut und des Untergewebes

Frische Entzündungen der Lymphbahnen, der Parametrien, der Sehnenscheiden und Schleimbeutel, der Zunge, des Ohrlabyrinthes und des inneren Auges, Unterhautzellenentzündung, frische abzedierende Prozesse in der Lunge und Leber, Pelveoperitonitis, akute Erytheme und Ekzeme, Entzündungen des äußeren Gehörganges und der Ohrmuschel, der Nasengänge.

Leitsymptome sind geschwürige Haut und nässende, krustenbildende, teilweise übel riechende Absonderungen.

4. der Knochenhaut, des Knochenmarks, der Zähne und der Gelenke.

5. Erkrankungen der Nieren

Tubuläre Erkrankungen, Nierenabszesse, paranephritische

Entzündungen.

6. Lues, Gonorrhoe und Karzinomen

Sekundärinfizierte, perikanzeröse Entzündungen

Diese therapeutischen Hauptrichtungslinien besagen praktisch schon alles über die praktische Anwendung des Quecksilbers.

Zur Entstehung der Arzneibilder

Die Darstellung des Arzneibildes in den Lehrbüchern der Homöopathie folgt der ihnen eigenen üblichen Anordnung, gegliedert nach Körperteilen und den Indikationen bei verschiedenen Krankheitszuständen. Diese Anordnung geht wieder auf Hahnemann zurück. Er sammelte beim Aufbau seiner Arzneimittellehre alle von ihm bei den Prüfungen erhobenen Symptome und ergänzte diese um die dem damals verfügbaren Schrifttum zu den Vergiftungserscheinungen und Arzneinebenwirkungen. Diese sehr umfangreiche Symptomsammlung wurde dann, um eine Übersichtlichkeit herzustellen, nach Körperteilen gegliedert und geordnet, um sie so der Öffentlichkeit zu präsentieren.

Das weitere Sammeln einzelner Symptome hat im Laufe der Jahre dazu geführt, dass die Hahnemannschen Listen bei manchen Mitteln mehr als 3000 Symptome beschreiben. Da viele Symptome von verschiedenen Prüfern im Grunde genommen aber gleich beschrieben wurden, war es ohne weiteres möglich, die Darstellung wieder erheblich zu reduzieren, indem nur die prägnanten Nebenwirkungserscheinungen und Arzneimittelprüfungssymptome herausgestellt wurden.

Durch Vermengen dieser Mittelsymptome mit den klinischen Indikatoren dieser Mittel entstanden dann jene in den Arzneimittellehren niedergelegten Arzneibilder.

Heute ist bei akuter Gonorrhoe die Sulfonamitherape und Penicillinbehandlung der früheren Homöotherapie bei weitem überlegen; auch bei Lues ist die Homöotherapie im Allgemeinen

als überholt anzusehen. Sie hat aber bei jeder der Erkrankungen noch einen gewissen, wenn auch stark eingeschränkten Platz, bei einigen Restzuständen und Spätformen. Es sei an gewisse Miktionsstörungen nach Abheilung eines Trippers erinnert, sowie an prostatische Reizzustände.

So gelangte man bei Quecksilber schließlich zu folgendem Arzneibild:

Kopf:

Kopfschmerzen infolge akuter Entzündung des Mittelohres oder der Nebenhöhle; Kopfekzeme, geschwürig mit nässenden krustenbildenden, eitrigen, übel riechenden Absonderungen;

periostische Reizungen bei akuten Entzündungen der Nebenhöhlen, des Mittelohrs sowie Zahnwurzelentzündungen.

Augen:

Akute Entzündungen der Tränendrüsen und Tränensäcke, Phlegmone des Tränensackes, akute eitrige Entzündung des Tränennasenganges; akute Gerstenkörner und Entzündung der Meibrom´schen Drüsen mit starker perifokaler Entzündung; Zellgewebeentzündung der Lider; frische eitrige Entzündung der Bindehäute; frische Iritis mit beginnender Hypopyonbildung; akute Glaskörperentzündung; frischer Hornhautinfekt; parenchymatöse Keratitis.

Ohren:

Otitis externa circumseripita mit starker perifokaler Entzündung, Otitis externa diffusa mit eitrig-blutiger, übel riechender Absonderung; Entzündung der Ohrmuschel, akutes geschwüriges Ohrmuschelekzem mit nässender, krustenbildender, eitriger oder übel riechender Absonderung; Otitis media acuta; akute Tubenkatarrhe.

Nach diesem Schema werden dann die einzelnen Körperteile und Organe abgehandelt. Ein Verfahren, welches dem Neuling eigenartig, ungewöhnlich oder vielleicht sogar unsinnig erscheinen mag. Dennoch fand sich in der Vergangenheit bisher kein Grund von diesem, sich historisch entwickelten, Schema abzuweichen, da sie sich in den über hundert Jahren der Homöopathie bewährt hat. Zwar gab es Versuche zur Entwicklung einer besseren Darstellung, die bisher jedoch ohne Ergebnis geblieben sind.

Der Vorteil dieser Art der Darstellung beruht in der Möglichkeit, die für das betreffende Organ aufgestellten Indikatoren und die verschiedenen in Frage kommenden therapeutischen Mittel vergleichend gegenüberstellen zu können. Durch den Vergleich kann man sich schnell Klarheit darüber verschaffen, welches der möglichen Mittel hier für das den Krankheitserscheinungen des Patienten ähnlichste, so genannte Simillimum, ist. Dies sei am folgenden Beispiel verdeutlicht:

Ein Patient klagt über Schmerzen im Ohr und die Inspektion des Gehörganges zeigt eine Otitis externa circumseripta - also einen Gehörgangsfurunkel. Der erfahrene Homöopath, dem die einzelnen Indikatoren und wichtigsten Heilmittel in Fleisch und Blut übergegangen sind, weiß sofort, welche Arzneimittel hier für die Wahl in Frage kommen. Er weiß ebenfalls, welches dieser Mittel für das ihm gerade vor Augen liegende Krankheitsbild zu wählen ist.

Der Anfänger wird ein Lehrbuch der homöopathischen Therapie zu Rate ziehen und dort unter der Diagnose: Gehörgangsfurunkel nachlesen. Ist er mit der homöopathischen Arzneimittellehre noch nicht vertraut, so kann er sich schnell ein Bild darüber machen, indem er die in der Arzneimittellehre niedergelegten Arzneibilder nachliest. Doch die darin niedergelegten Mittel für diesen individuellen Fall anzuwenden sind. Liegt ein akuter Furunkel mit starker perifokaler Entzündung und Schwellung vor, so wird mercurius corrosivus - eventuell im Wechsel mit Belladonna - verordnet. Handelt es sich um eine chronisch rezidivierende, mehr torpid verlaufende Form, so sind Sulfur, Hepa sulfuris calcareum, Siliceau und andere Mittel zu wählen. Liegt ein chronisches, trockenrissiges Gehörgangsekzem der Furunkulose vor, sind nach dem Abklingen des Furunkels Graphit oder Petroleum zu verordnen. Abschließend bleibt hier zu betonen, dass die Tatsache, dass sich diese Mittel in der Praxis bewährt haben, wichtiger erscheint, als der Eindruck, den die Arzneimitteldarstellungen beim Anfänger der Homöopathie hinterlassen.

Literatur zum Selbststudium

Zum Einstieg sei die „Vorlesung über Wirkung und Anwendung der anorganischen Arzneistoffe" empfohlen. Wenngleich diese Schrift über einen vor einem viertel Jahrhundert gehaltenen Vortrag des Greifswalder Pharmakologen Hugo Schulz in manchen Punkten als überholt angesehen wird, schafft sie quasi eine Brücke zwischen der Schulmedizin und der Homöopathie.

Nach der Kenntnisnahme der Schulz´sche Vorlesung sollte man zum Durcharbeiten der Arzneibilder übergehen. Es existieren mehrere Werke unterschiedlicher Autoren mit unterschiedlichem Umfang und unterschiedlichen Vorzügen. Allen gemeinsam sind auch ihre Nachteile, die sie wiederum von der vertrauten schulmedizinischen Literatur unterscheiden:

Es handelt sich dabei durchweg um Zusammenstellungen der gesammelten Indikatoren, die nicht um zweifel- oder gar fehlerhaften Darstellungen bereinigt wurden. Dieser Umstand liegt auch in der Rolle der Autoren begründet. So gehen schulmedizinische Werke in der Regel auf die Arbeiten wohl bestellter Forscher an gut dotierten Instituten zurück. Zudem entstehen diese häufig unter Einbezug eines ganzen Stabes von Assistenten. Werke einzelner Autoren sind hingegen kaum noch zu finden.

Die Entstehungsbedingungen der Literatur zur Homöopathie weichen deutlich davon ab. Bei den Autoren handelt es sich in der Regel um praktizierende Ärzte, die diese Werke neben Beruf und Familie in ihrer Freizeit verfassen, um durch ihre teils sehr umfangreichen Veröffentlichungen der Homöopathie zu dienen. Der dabei betriebene, individuelle Aufwand Einzelner sei am Beispiel Stauferschen Bücher verdeutlicht: Die Trilogie umfasst seine Klinische Homöopathische Arzneimittellehre mit etwa 1000 Seiten, die Homöopathie und das Symptomverzeichnis (letztere mit etwa 700 bis 800 Seiten), Per Summa sind dies etwa 2500 Seiten, die ein einzelner praktischer Arzt verfasst hat - eine Leistung, die so in der schulmedizinischen Literatur nicht zu finden ist.

Die Stauferschen Trilogie geht auf die fortwährenden Notizen über das zurück, was er im Laufe der Zeit beim Studium der verschiedensten homöopathischen Bücher und Zeitschriften fand. Diese wurden dann, den Titeln der Bände entsprechend, in drei Richtungen sortiert: „Notizen über die Arzneiwirkungen", „Notizen über therapeutische Empfehlungen" und „Notizen für ein Symptomverzeichnis". Die in Jahrzehnten gesammelten Notizen wurden anschließend in eine Form gebracht, die eine Veröffentlichung ermöglichte. Wenn bei dieser Art des Zustandekommens Fehler unterlaufen, ist dies nicht verwunderlich. Vor dem Hintergrund des Ausmaßes der enormen individuellen Arbeitsleistung möge man über diese jedoch gelinde urteilen.

Dem von der Schulmedizin kommenden Arzt sei das Buch des Direktors des homöopathischen Robert-Bosch-Krankenhauses in Stuttgart, Professor Stiegele, empfohlen, welches den Titel „Klinische Homöopathie" trägt.

Ebenfalls zu empfehlen ist das ausgezeichnete Werk von Rudolf Tischner mit dem Titel „Geschichte der Homöopathie". Es sei nachdrücklich jedem nahe gelegt, der das Wesen der Homöopathie ergründen möchte. Tischner beschreibt dazu in hoher Warte alles Wissenswerte in flüssiger und anregend geschriebener Form die ganze historische Entwicklung der Lehre vom Homoion.

Die empfohlene Literatur ist lediglich als erster Einstieg in das Erlernen der Homöopathie anzusehen. Dieser Einstieg ist jedoch auch nach dem Studium weiterführender Literatur noch nicht beendet, denn sie vermag die praktischen Erkenntnisse und Erfahrungen nicht zu ersetzen. Der Weg zu diesen praktischen Erkenntnissen und Erfahrungen führt über die im Folgenden beschriebenen praktischen Versuche.

Das Erlernen durch praktische Versuche

In diesem Abschnitt soll aufgezeigt werden, wie praktische Versuche mit homöopathischen Mitteln dazu beitragen können, tiefer in die homöopathische Heilweise einzudringen. Die folgenden Ausführungen zielen darauf ab, nicht nur dem Einsteiger oder dem praktischen Arzt, sondern auch den Spezialisten dabei zu helfen, aus den Erfahrungen und Beobachtungen der homöopathischen Ärzte im Laufe eines Jahrhunderts einen Nutzen für seine Kranken zu ziehen.

Vorab sei betont, dass das Erlernen des Rüstzeugs für die Homöopathie zeitaufwändig und nur allmählich anzueignen ist. Zu dem Rüstzeug zählt einerseits ein Arzneiwissen, welches sich als ein „intimeres" umschreiben lässt als jenes, welches auf dem schulmedizinischen Wege vermittelt wird.

Da die Denkweise sich ebenfalls von der schulischen unterscheidet, kostet auch das Einleben in die homöopathischen Gedankengänge seine Zeit. Somit gilt auch für diese Aufgaben die Devise: Ohne Fleiß kein Preis.

Krankheitsbilder bei Kindern

Zu Beginn soll an einem nicht unbekannten Arzneistoff - dem Kalk - aufgezeigt werden, wie er als homöopathisches Konstitutionsmittel verwendet werden kann. Die Kalkpräparate finden in der Homöopathie vor allem bei Kindern und in Pubertierenden Jugendlichen Anwendung, also bei noch wachsenden Menschen. Aber nicht nur der Kinderarzt, auch der Neurologe, der Lungen- und Ohrenarzt, der Augenarzt, ja sogar der Frauenarzt findet nicht selten jugendliche Patienten in seiner Sprechstunde, für welche Kalk das angebrachte Heilmittel ist.

Bei pastösen rachitischen Kindern geben wir gern Calcium carbonicum, ein aus Austernschalen hergestelltes Präparat.

Ein anderer Typus ist das schmale, hochgewachsene Kind. Wir finden diesen Typ besonders häufig zwischen dem 10. und 15. Lebensjahr. Derartige Kinder neigen zu ganz bestimmten Beschwerden: Sie können natürlich besonders an den „Wachstumsschmerzen" leiden, also an Beschwerden der Gelenknähte, an Rückenschmerzen aber auch an leichter körperlicher Ermüdbarkeit. Dann bekommen derartige Typen sehr leicht die sog. Schulkopfschmerzen. Die Kinder kommen in der Schule wohl einigermaßen mit, haben aber doch Schwierigkeiten beim Lernen: sie sind vergesslich, können sich auch nicht so gut konzentrieren und bekommen nach anstrengenden Schulaufgaben Kopfschmerzen, zuweilen sogar jeden Tag an dem Schulunterricht stattfindet. Diesem Typus wird gern Calcium phosphoricum gegeben.

Weitere Beschwerden dieser „Calcium-phosphoricum-Kinder" äußern sich in Erscheinungen nervöser Art seitens des Magens und Darms. Symptome sind dabei Appetitlosigkeit, besonders an Tagen, an denen Klassenarbeiten fällig sind. Die Kinder können dann schon nichts frühstücken, verbleiben am betreffenden Tag auch bis mittags ohne Esslust, was dann wiederum mit einer Verdrießlichkeit einhergeht.

Andere Kinder dieses Typus neigen hingegen mehr zu vasomotorischen Störungen. Sie äußern sich in plötzlich auftretenden Wallungen, plötzlicher Blässe, Ohnmachtsanwandlungen oder Erbrechen, Symptome, die insbesondere auch während des Schulunterrichtes auftreten.

Wieder andere Kinder leiden unter verschiedenen Zuständen der Unruhe: Sie werden zappelig, können nachts nicht schlafen, reden im Schlaf oder knirschen mit den Zähnen. Diese Unruhe zieht sich dann auch mit in den Schulunterricht hinein. Derartige Zustände werden von den Pädagogen dann oft als Ungezogenheiten und Lausbübereien gedeutet (ADHS).

Bei Mädchen tritt in dem erwähnten Alter auch die Menarche ein. Sie ist bei den Calcium-phosphoricum-Mädchen sehr stark und wirkt dadurch sehr schwächend. Hinzu kommt kurz vor dem jeweiligen Menstruationtermin eine gesteigerte nervöse Unruhe.

Wer nun an seine Schulzeit zurückdenkt, wird sich sicherlich einiger Schulkameraden erinnern, die die typischen Symptome der gerade beschriebenen Calcium-phosphoricum-Typen zeigten.

Aus den homöopathischen Krankheitsbildern geht ferner hervor, dass asthenisch hochgewachsene Kinder verstärkt auch zu Infekten neigen, so vor allem zu Nasen-, Rachen-, Luftröhrenkatarrhen und auch zu Tbc. So ist Calcium phosphoricum eines der wichtigsten homöopathischen Mittel für Patienten jugendlichen Alters bei beginnender Tuberkulose und vor allem auch bei Tbc-Drüsenanschwellungen.

Meine Damen und Herren, so ist also für uns das astehnisch hochgewachsene Kind mit Neigung zu Katarrhen und Neigungen zu leichter körperlicher und geistiger Ermüdbarkeit und zu nervösen Erscheinungen, erkennbar.

Kommt ein Kind vom diesem Typ in die Sprechstunde, wird der homöopathische Arzt diesem Patienten-Typus an erster Stelle Calcium phosphoricum verabreichen. Es wurden in der Vergangenheit viele solcher Kinder, mit diesem Mittel und bestem Erfolge behandelt.

Die Ausführungen verdeutlichen, dass die homöopathischen Ärzte keine Krankheitssymptome behandeln, also keine symptomatische Therapie betreiben, wie dies in solchen Fällen doch vielfach der Schulmediziner macht. Aus dem Calcium-phosphoricum-Beispiel wird vielmehr deutlich, dass ein Typus behandelt wird.

Der Schulmediziner wird in Fällen, in denen Symptome der Nervosität oder Schlaflosigkeit vorherrschen, Baldrian oder auch kleine Dosen von Brom verordnen. Bei der beschriebenen Appetitlosigkeit der Schulkinder, besonders wenn noch Neigung zu Stuhlverstopfung besteht, geben sie gerne Mittel wie Tinctura Rheivinosa. Bei blass aussehenden Kindern dieses Typus, die in der Schule Ohnmachtsanwandlungen usw. bekommen, werden sie geneigt sein, ein Kräftigungsmittel zu geben, indem sie also beispielsweise Arsen-Einspritzungen anzuwenden.

Diejenigen Schulmediziner, die in solchen Fällen Phosphorsäure geben, kommen, dem homöopathischen Gedankengang noch am nächsten. Die zu empfehlende homöopathische Rezeptur lautet in diesem Fall: Rp. Calc. phosphor.trit. D6 10,0 in Tabletten zu 0,1 S., 3-mal täglich eine Tablette.

Das Präparat wird Kindern gern in Tabletten gegeben, weil es sich für sie so leichter einnehmen lässt. Zudem sind die Tabletten, wie bereits erwähnt, aus Milchzuckerpulver geprägt, schmecken also süß und werden deshalb gern von den Kindern genommen. Das einfache und angenehme Einnehmen der homöopathischen Mittel ist besonders in der Kinderpraxis ein wichtiger Faktor. Ebenso spricht der Preis für dieses Mittel, welches üblicherweise für ein bis zwei Monate gegeben wird. Bei wenigen Cent pro Tablette beschränken sich die Arzneikosten über diese Dauer auf einige wenige Euro.

Mit der ein- bis zweimonatigen Gabe des Calcium phosphoricum in der erwähnten Form werden sich natürlich keine 100%igen Erfolge erzielen lassen. Mitunter können andere, ähnlich wirkende Mittel, mehr angezeigt sein. Die hierfür notwendige, feiner differenzierende Arzneimitteldiagnose erfordert jedoch schon eine wesentlich fundiertere Kenntnis der homöopathischen Arzneimittellehre. So sei hier nur am Rande erwähnt, dass bei Kindern von adenoidem Habitus, die in der Schule zurückbleibenden sind, vor allem die Barium-Salze in Frage kommen. So auch bei Neigung zu immer wiederkehrenden Mandelentzündungen, bei denen neben Baryum und Kalk vor allem auch Sulfur, Hera sulfuris und Sulfur jodatum zu geben ist. Letzteres wird dann meist in der D6 verordnet, bei einer Einnahme von drei Tabletten täglich. Ähnlich wie Calcium phosphoricum wirkt Calcium hypophosphorosum. Der homöopathische Arzt gibt es insbesondere dann, wenn sich die von Haus aus etwas schwächlichen Kinder nach Infektionskrankheiten nicht recht erholen - und zwar in tieferer Verreibung. Das Rezept hat dann folgende Fassung: Rp. Calcium hypophosphorosum trit. D3 10,0 in Tabletten zu 0,1 S., 3-mal täglich eine Tablette. In der Praxis hat sich häufig gezeigt, dass die Kinder danach aufblühen, sich der Appetit verbessert und die Anzeichen von Mattigkeit und sonstigen Beschwerden verschwinden.

Schmerzen im Bereich des Kopfes

An dieser Stelle sei zu betonen, dass die Gabe des Calcium phosphoricum bei Schulkopfschmerz der Kinder Wirksamkeit zeigen kann. Dieser Kopfschmerz ist als Zeichen einer schnellen, nervösen Erschöpfbarkeit zu deuten. Dies bedeutet jedoch nicht, dass die Gabe vom Phosphoricum als Allheilmittel für Kopfschmerzen allgemein oder Kopfschmerzen bei Kindern angesehen werden kann.

So können auch andere Formen des Schulkopfschmerzes bestehen, die auf anderen Ursachen als der nervösen Erschöpfbarkeit beruhen. Beispielhaft seien diesbezüglich Weitsichtigkeit oder Astigmatismus aufgeführt. Hier ist natürlich eine Korrektur durch eine Brille durchzuführen, um die Ursache der Symptome zu beseitigen. Manchmal können Kopfschmerzen auch bei normaler Refraktion nach Überanstrengung der Augen auftreten, sei es durch Lesen bei ungenügender Beleuchtung oder eines zu kleinen Druckes, aber auch bei Überanstrengung der Augen durch feine Handarbeiten oder ähnliches mehr.

Gegen Kopf- und Augenschmerzen stehen dem Homöopathen einige Arzneimittel zur Verfügung, von denen an dieser Stelle nur Ruta angeführt und erläutert werden soll. Für einen Versuch sei daher die folgende Verordnung dargelegt:

Rp. Ruta graveolens dil. D3 10,0, S. 3mal täglich 5 Tropfen in einen Löffel voll Wasser geben.

Dieses Mittel ist in der Heilkunde schon sehr lange bekannt. Bereits im 8. Jahrhundert zählte Ruta graveolens zu den 20 populärsten Heilkräutern. Paracelsus war von der milchbildenden Wirkung dieser Pflanze überzeugt. Hildegart von Bingen setzte dies Heilmittel bei Sehschwäche ein, Kneipp empfahl sie zur Behandlung von Schwindel, Blutandrang zum Kopf und Epilepsie.

Heute bewährt sich Ruta bei den typischen Zivilisationsbeschwerden, wie sie durch Augenbeschwerden nach Überanstrengung durch Lesen kleiner Schrift oder bei Arbeiten am Computer mit künstlichem Licht gegeben sind. Charakteristische Merkmale solcher Überanstrengungen sind brennende und gerötete Augen.

Der psychische Zustand der Patienten, die Ruta benötigen, ist durch innere Anspannung und Nervosität gekennzeichnet. Sie beklagen Schwächezustände und das Gefühl der Zerschlagenheit.

Darüber hinaus zeigt Ruta eine positive Wirkung auf die Augen, Knochen, Knorpel, Sehnen und Gelenke. Das Mittel ist eines der Hauptmittel bei Prellungen und Verletzungen der Knochen, Quetschungen. Es kann den Heilungsprozess von Frakturen beschleunigen und zeigt eine besondere Affinität zu den Bindegeweben. Das Mittel lindert die beschriebenen Schwächezustände, es zeigt eine beruhigende und entspannende Wirkung.

Den Angaben der klassischen Homöopathie zufolge kann das Mittel dann besonders hilfreich sein, wenn mindestens zwei der genannten Beschwerden vorliegen. Diese sollten in Verbindung mit mindestens einem der genannten Umstände stehen, unter dem sich die Beschwerden verschlechtern. Die Sicherheit der Wahl dieser Arznei ist umso größer, je mehr der aufgeführten Beschwerden auf den Betroffenen zutreffen.

Eine andere Form des Kopfschmerzes bei Kindern, im Stadium um die Pubertät, kann den Migräneformen zugerechnet werden.

Für die verschiedenen Formen der Migräne verfügt die Homöopathie über ein Portfolio jeweils sehr erfolgreicher Medikamente. In diesem Zusammenhang sei hier lediglich auf Iris versicolor hingewiesen. Das Krankheitsbild der Iris Migräne zeigt sehr viel Ähnlichkeit mit dem beschriebenen Schulkopfschmerz der Calcium-phosphoricum-Kinder.

Denn Iris ist ebenfalls angezeigt bei nervösen, leicht erschöpfbaren Menschen, die ihre Migräneanfälle zuweilen gerade dann bekommen, wenn Sie beruflich stark beansprucht werden. Ihre Einschätzung erschwerend tritt diese Form der Migräne aber auch gerade an den Tagen auf, an denen die Patienten frei von Druck der Berufstätigkeit sind: in Form der so genannten Sonntags-Migräne. Die Iris-Migräne kann mit Flimmern vor den Augen beginnen, sie muß es aber nicht. Ferner kann sie in einigen Fällen mit saurem Erbrechen einhergehen. Zuweilen tritt auch nur eine Migräne-Äquivalente auf, die mit Sodbrennen, saurem Erbrechen und evtl. auch Durchfällen verbunden ist. Man wird also bei Kindern, deren Schulkopfschmerz mehr in Richtung

Migräne tendiert, an der Stelle von Calcium phosphoricum Iris geben, und zwar:

Rp. Iris versiocolor dil. D3 10,0; S. 3mal täglich 3 Tropfen in Wasser aufgelöst.

Iris ist, wie bereits angedeutet, ein sehr erfolgreiches Mittel. Es wurde immer wieder beobachtet, dass viele Migräneformen, die jahrelang mit anderen Arzneien erfolglos behandelt wurden, nach dem Wechsel auf Iris verschwunden sind. Zusätzliche Kontrollen nach 1 bis 2 Jahren konnten diesen Erfolg bestätigen.

Ebenso wie bei Calcium phosphoricum ist natürlich auch hier darauf zu achten, ob Iris das richtige Mittel am richtigen Platze ist. Bei klimakterischen Migräneformen wird Iris keine erkennbaren Wirkungen zeigen. Ebenso wenig Wirksamkeit wird bei migräneartigen Kopfschmerzen mit gerötetem, blutüberfülltem Gesicht erkennbar sein. Hingegen ist die Gabe von Iris als Mittel für die blasse Migräne mit den geschilderten Begleiterscheinungen angezeigt.

Andere Formen des Kopfschmerzes sind durch Erkrankung der Nebenhöhlen bedingt. Betreffs der Behandlung der Nebenhöhleneiterungen sei zu erwähnen, dass ein Patient oft schon mit der fertigen Diagnose und einem Röntgenbild beim Homöopathen erscheint. Diesem wird an erster Stelle Zinnober gegeben (Mercurius suljuratus rüber). Dies ist besonders dann angezeigt, wenn es sich um einen so genannten "stummen Fall" handelt, also einen Kranken, der entweder nur über einen Druck in den betreffenden Höhlen oder über die Absonderung von Eiter aus der Nase klagt.

Die Beziehungen des Quecksilbers zu den Schleimhäuten des Mundes sind bekannt, ebenso dessen deutliche Wirkung auf die Schleimhäute der Nase und des Rachens.

Ebenso bekannt ist die Schleimhautwirkung von Schwefel, so dass die Anwendung von Cinnabaris in solchen Fällen Ihnen verständlich sein wird. Man verschreibt:

Rp. Cinnabaris trit. D3 10,0 in Tabletten zu 0,1 S.; 3mal täglich eine Tablette nehmen

Die Wirkung dieses Mittels zeigt sich zuerst in einer Verstärkung der Absonderung, die dann aber bald nachlässt und schließlich ganz aufhört.

An zweiter Stelle sei bei eitrigen Nebenhöhlenerkrankungen die Gabe von Sulfur und Hepar Sulfuris empfohlen, meist in der Verdünnung D4 bis D6, insbesondere dann, wenn es sich um chronische Fälle handelt.

Sulfur jodatum in der D3 und D6 wird vorzugsweise dann gegeben, wenn ein sehr übel riechender Eiter zu beobachten ist.

Eine andere Form der Nebenhöhlenkatarrhe zeichnet sich durch dünnflüssige Absonderung aus, wenn also beim Liegen dauernd diese schleimig-eitrige Absonderung in den Rachen heruntertropft. Bei diesem Krankheitsbild wird Hydrastis canadensis gegeben, meist in der D3 oder D4, zuweilen auch der <d6, 3mal täglich 5 Tropfen empfohlen.

Dieses Mittel ist als Frauenmittel bekannt und bewährt bei Gebärmutterblutungen verschiedenen Ursprungs. Für den homöopathischen Arzt erweitert sich der Aktionsradius dieses Mittels nicht unbeträchtlich. Hydrastis ist eines der wichtigsten Schleimhautmittel. Bei den Prüfungen traten Erscheinungen an allen Schleimhäuten auf. Es wird deswegen auch bei gewissen Katarrhen des Magens, der Gallenwege, des Darmes, der Scheide usw. verwandt. Es lohnt sich, die von uns gefundene erweiterte Heilwirkung von Hydrastis nachzuprüfen. Es sei dazu angeregt, das Mittel in den genannten Verdünnungen bei Nebenhöhlenkatarrhen mit dem erwähnten Symptomenkomplex in Ihrer Praxis zu versuchen.

Sind die Nebenhöhlenaffektionen mit Stockschnupfen oder mit der Absonderung eines gelblichen, zähen, fadenziehenden Schleimes verbunden, dann ist vor allem Kalium bichromicum zu versuchen. Wir geben dieses Mittel in der 6. Dezimalpotenz. In der 4. Dezimalen hat es erfahrungsgemäß schon des Öfteren Verschlimmerungen hervorgerufen, so vor allem bei Erscheinungen von Seiten des Magens. Es würde zu weit führen, das Arzneibild von Kalium bichromicum hier genauer zu zeichnen. Es sei nur daran erinnert, dass bei Chromarbeiten hauptsächlich Berufsschädigungen an der Schleimhaut der Nase auftreten.

An die Besprechung der Behandlung der Nasennebenhöhlenerkrankungen selbst seien noch einige Ausführungen über die oft unberücksichtigten Neuralgien anzufügen. Die Behandlung der Neuralgien ist eines der Kapitel, bei denen sich die Homöopathie oft Lorbeeren erwirbt. Diesbezüglich seien beispielsweise auf Gürtelrose folgende Neuralgien genannt, die mit kleinen Dosen von Arsen und bei den postpleuritischen Nervenschmerzen mit kleinen Gaben von Arsenum jodatum und anderen Mitteln behandelt werden.

Bei den nach Nebenhöhlenerkrankungen zurückbleibenden Supraorbital-Neuralgien wäre vor allem ein Versuch mit Spigelia hilfreich.

Rp. Spigelia dil. D4 10,0 S.; 3- bis 4mal täglich 5 Tropfen in Wasser geben.

Dieses Mittel wird oft einen überraschenden Erfolg zeigen, aber natürlich nur dann, wenn Spigelia auch angezeigt war, was in der Praxis verhältnismäßig häufig der Fall ist. Der erfahrene homöopathische Arzt zieht daher naturgemäß noch andere Mittel in Betracht, wie Cedron, Verbascum und Stannum.

Die Behandlung von Hustenformen ist ein sehr weites Gebiet, daher sei an dieser Stelle auf die weiterführende Literatur verwiesen. Wer also bei Katarrhen der Atemwege zu homöopathischen Mitteln greifen möchte, dem sei geraten, den ausgezeichneten Vortrag des Chefarztes des Stuttgarter homöopathischen Krankenhauses, Dr. Stiegele, über die homöopathische Behandlung der Hustenkrankheit nachzulesen, den er 1932 auf dem internationalen Homöopathischen Fortbildungskurs in Stuttgart gehalten hat und der 1933 in der Zeitschrift „Hippokrates" veröffentlicht wurde.

Auf dem Gebiet der homöopathischen Behandlung von Frauenkrankheiten zeigt sich, dass sich gerade auf diesem Gebiet sehr viele Möglichkeiten für eine homöopathische Behandlung ergeben. Die homöopathischen Möglichkeiten fallen hier besonders deshalb ins Gewicht, weil die Schulmedizin hier meist chirurgisch, physikalisch, psychotherapeutisch, aber kaum medikamentös verfährt.

Jener Arzt, der neben den in der Schulmedizin üblichen Methoden noch über ein großes homöopathisches Rüstzeug verfügt, wird seinen Kollegen bei manchen Erkrankungsformen überlegen sein. Nach dem Ausbau der Erfahrungen der Homöotherapie tritt die chirurgische und physikalische Therapie gegenüber der arzneilichen beinahe in den Hintergrund. Dies trifft jedoch natürlich nicht bei den echten Geschwülsten zu.

Auch in der Urologie hat der mit der Homöopathie vertraute Arzt einen erheblichen Vorsprung vor seinen Fachgenossen, die homöopathische Methoden ablehnen. Die Zahl der homöopathischen Mittel, die bei den verschiedenen urologischen Krankheitszuständen zur Anwendung kommen können, ist eine recht erhebliche. Folglich lassen sich den verschiedenartigsten Formen urologischer Beschwerden passende und bei dem jeweiligen Einzelfall wirksame Medikamente entgegenstellen.

Dem Allgemeinpraktiker steht bei Anwendung homöopathischer Mittel sogar die Option offen, auch solche Fälle erfolgreich behandeln zu können, die er früher an den Spezialarzt abgeben musste. Über Cantharis bei Blasenkatarrhen wurde dies bereits exemplarisch erwähnt.

An dieser Stelle sei noch ein weiteres Mittel für das urologische Gebiet vorgestellt, welches sich bei Vorsteherdrüsenvergrößerung und den dadurch hervorgerufenen Beschwerden als hilfreich erweist. Dabei handelt es sich um Saba serrulatum. Es wird oft in solchen Fällen positive Wirkung zeigen, in denen häufiger Harndrang mit erschwertem Wasserlassen vorliegt. Dieses Mittel wirkt aber nicht nur auf diese Reizerscheinungen, sondern auch auf die damit zusammenhängenden Schwellungserscheinungen, so dass dann auch die Miktion unbehindert vonstatten gehen kann. Das Mittel

SABAL genießt nicht umsonst den Ruf eines „homöopathischen Katheters", denn bei seiner Anwendung wird tatsächlich oft das so lästige Katheterisieren nicht mehr nötig. Wir geben SABAL meist in der D1 bis D3, zuweilen auch in der Tinktur.

Rp. Sabal serrulatum dil. D1 10,0 ; 3mal täglich 5 Tropfen einnehmen.

Sabal ist aber natürlich auch bei Prostatitis kein Allheilmittel. So kommen noch andere Mittel in Betracht, wie etwa Populus tremuloides, Ferrum picrinicum, Salix nigra und andere. Die feineren Indikationen der genannten Arzneien sollen an dieser Stelle nicht weiter vertieft werden. Diesbezüglich gibt unter anderen die Arzneimittellehre von Stauffer Aufschluss.

Möglichkeiten und Grenzen des praktischen Einsatzes

Es erscheint eigenartig, aber zugleich auch erklärlich, dass die Chirurgen der Homöopathie ein reges Interesse entgegenbringen. So sei an A. Bier erinnert, der durch seine Stauungsbehandlung dazu angeregt wurde, sich für die Nachprüfung der homöopathischen Heilweise einzusetzen und an den viel zu früh verstorbenen Arnold Zimmer, der auf dem Wege der Reizkörpertherapie zur Bejahung der Homöopathie kam und an ihrer Eingliederung mitarbeitete. Es gibt eine Reihe tüchtiger Operateure, die begeisterte Homöotherapeuten sind und homöopathische Arzneien häufig verschreiben, sowohl zur Vorbehandlung, als auch zur Nachbehandlung nach der Operation.

Eines der für den Chirurgen wichtigsten homöopathischen Mittel ist Arnika. Es fördert die Heilung und mildert den postoperativen Wundschmerz, eine Feststellung, welche dem ehemaligen Leiter des Berlin-Lichtenfelder homöopathischen Krankenhauses, Victor Schwarz, zu verdanken ist.

Auch bei Zahnerkrankungen lässt sich mit homöopathischen Arzneien vieles erreichen. In der Praxis gibt es jedoch nur wenige Zahnärzte, die diese Möglichkeiten in ihrer Praxis heranziehen und sie sich zugunsten ihrer Patienten zunutze machen. Von Bastanier und von Stiegele sind auf Zahnärztetagungen Vorträge über den Anteil gehalten worden, den die Homöopathie an der Zahnheilkunde hat. Diese Vorträge wurden in der homöopathischen Literatur veröffentlicht.

Es wird deutlich, dass es kaum ein ärztliches Betätigungsfeld gibt, auf dem man nicht durch Heranziehen der homöopathischen Arzneien seinen Patienten nützen könnte.

Doch die Heilweise Hahnemanns hat natürlich auch ihre Grenzen:

So wird man bei einem Komapatienten diabeticum nicht erst Versuche mit homöopathischen Medikamenten durchführen, sondern gleich zu Insulin und Traubenzucker greifen. Auch wird man nach Durchbruch eines Magengeschwürs in die Bauchhöhle so schnell wie möglich operieren.

Anderseits gibt es aber auch Krankheitszustände, bei denen man zwar sowohl mit der homöopathischen Behandlung, als auch mit schulmedizinischen arzneilichen Methoden allein auskommen könnte. Bei einer in sich ergänzenden Nutzung beider Methoden lassen sich oft bessere Resultate erzielen, als mit einer Methode allein.

Abschließend seien hier noch einmal die Einschätzungen einiger Mediziner aus dem Hals-, Nasen-,Ohren-Fachgebiet wiedergegeben. Einen umfassenden Überblick darüber liefert J. Schier in seinem außerordentlich lehrreichen Text, „Bericht über die bisherigen Versuche mit homöopathischer Therapie an Frankfurter Universitätskliniken".

Bellows, der frühere Professor für Ohrenkrankheiten an der homöopathischen Fakultät in Boston, feierte sein 60-jähriges Doktorjubiläum. Gleichzeitig waren ungefähr 50 Jahre vergangen seit seinem Eintritt in die Ohren-, Nasen-, Halsabteilung des dortigen großen homöopathischen Krankenhauses. Bellows war über 30 Jahre lang Professor für Ohrenkrankheiten gewesen und erwähnte kurz vor seiner Emeritierung, dass er nicht Ohrenarzt hätte sein mögen, falls er keine homöopathischen Mittel hätte anwenden dürfen. Wenn nun ein Mann nach einer so langen Tätigkeit auf einem Fachgebiet, auf dem er sich auch chirurgisch auszeichnete, etwas derartiges äußert und wenn wir ähnliche Äußerungen immer wieder von homöopathisch ordinierenden Chirurgen, Augen-, Ohren- oder Frauenärzten hören, so gibt diese Tatsache doch wohl auch einem Skeptiker zu denken. Wie befriedigend ist es außerdem für den Spezialisten, wenn er den ganzen Menschen behandeln kann und nicht mehr auf der einsamen Insel seines Fachgebietes stehen muss.

Berichte aus der Praxis

Krankenberichte

Die Toxikologie, wie auch die Nebenwirkungen von Quecksilber, sind im Allgemeinen wohl bekannt. Insbesondere wenn diese nicht bloß gelesen, sondern bei Kranken oder am eigenen Körper erfahren werden. Sofern diese praktischen Erfahrungen nicht selbst gemacht werden können, verhelfen Berichte über einzelne Fälle zu einer Vertiefung der Erkenntnis über die Substanzen. Exemplarisch dazu ein Bericht aus der eigenen Praxis:

Ein Kollege wurde mit einem apoplektiformen Zustand aufgenommen, der mit einer früher durchgemachten Lues (Geschlechtskrankheit) zusammenhing. Daraufhin wurden Salvarsam und Quecksibler kombiniert angeordnet. Als ich dem Kollegen das Quecksilber einspritzen wollte, machte dieser mich auf seine Überempfindlichkeit gegenüber Quecksilber aufmerksam. Mangels eigener Erfahrungen mit Überempfindlichkeiten habe ich statt 2 ccm nur 0,5 ccm verabreicht. In der Nacht wurde ich dann von der Nachtschwester gerufen und erfuhr vom Kollegen, dass dieser heftige krampfartige Schmerzen nach der Stuhlentleerung beklagte, gefolgt von weiterem Stuhldrang und in kurzen zeitlichen Abständen erfolgten Stuhlgängen. Den letzten Stuhl bekam ich zur Ansicht: er war durchfällig und mit Schleim und Blut vermischt. Das ganze Zustandsbild des Kollegen in dieser persönlichen Formung war für mich wesentlich einprägsamer, als dies durch die trockene Lektüre über Quecksilbernebenerscheinungen hätte vermittelt werden können.

Quecksilber ist nur eines der Hauptmittel das bei Durchfällen verordnet wird. Es unterscheidet sich in seinen Erscheinungen und Nebenwirkungen deutlich von Arsenik, welches ebenfalls Durchfälle und auch Tenesmen auszulösen vermag. Die praktischen Wirkungen beschreibt Fühner wie folgt:

„Wird Arsenik in gelöster Form in großer Menge getrunken, so kann seine Resorption im Magen so schnell erfolgen, dass der Tod nach schwerem Kollaps innerhalb weniger Stunden eintritt. Heftige Kopfschmerzen und Übelkeit sind vorher vorhanden. Erbrechen und Durchfall können fehlen. Man bezeichnet diesen Verlauf der Arsenvergiftung als paralytische Form. Bei langsamerem Verlauf, wie er nach Aufnahme der angelösten Arsenverbindungen die Regel ist, bildet sich die viel häufiger zur Beobachtung kommende gastrointestinale Form aus, die durch choleraähnlichen Brechdurchfall charakterisiert ist. Unter heftigen Schmerzen im Magen-Darm-Kanal besteht oft unstillbares Erbrechen und die reichlichen wässrigen (reiswasserähnlichen) Stühle führen zu schwerer Wasserverarmung mit ihren Folgen von Harnverhaltung und Wadenkrämpfen. Das Bewusstsein ist meist bis zum Tode durch Herzlähmung vorhanden. Diese Form von Arsenvergiftung ist schon sehr oft mit infektiösem Darmkatarrh verwechselt worden."

Die Berichte zeigen, dass Arsen also eine völlig andere Form der Stuhlentleerung hervorruft als das Quecksilber. Sie haben ein mehr choleraähnliches Erscheinungsbild und somit kommt Arsen in der Homöopathie hauptsächlich bei Sommerdiarrhöen choleraartigen Charakters zur Anwendung.

Neben Arsen und Quecksilber zeigt auch Aloe eine affizierende Wirkung auf den Endteil des Dickdarms und des

Mastdarms. Auch deren Wirkungen zeichnen sich wieder durch eine etwas andere Form aus. Es gilt als bekannt, dass Aloe eine Blutüberfüllung im Dickdarm und Rektum auslösen kann. Darum ist die Anwendung bei Entzündungen der unteren Darmabschnitte als kontraindiziert anzusehen. Eine weitere Wirkung besteht bei längerer Einnahme in Form von Kongestionen, die sich im unteren Kolon und Mastdarm entwickeln und zu einer Erweiterung der Hämhorrhoidalvenen führen. Daraus können sich mit der Zeit sogar Hämhorrhiodalknoten entwickeln, welche wiederum Anlass zu Blutungen geben können. Die alten Ärzte kommentierten dies kurz und bündig mit dem Ausspruch: „Aperit Aloe ora venarum ani et vulvae." Damit wurde gleichzeitig auch auf die kongestiven Wirkungen der Aloe auf die Gebärmutter erwähnt, die gelegentlich auch zu Abtreibungszwecken verwendet wurde.

Auch diesbezüglich soll wieder anhand eines konkreten Beispiels dargelegt werden, wie jahrelange Beschwerden unter der homöopathischen Gabe von Aloe rasch abklingen können. Bei der Erkrankten handelte es sich diesmal um eine 51 Jahre alte Frau, die seit ihrem 18. Lebensjahr unter Hämorrhoiden litt. Sie hatte deshalb bereits mehrfach vergebens ärztliche Hilfe in Anspruch genommen, wobei die verordneten lokalen Maßnahmen, meist in Form von Zäpfchen und Salben, keine nennenswerte Besserung gebracht haben.

Ihre genauere Befragung lieferte ein präziseres Bild der Erkrankung: Die Hämorrhoiden waren täglich blutig, es gab keinen Tag ohne verschmutzte Wäsche, die Verdauung war in Ordnung. Die Beschwerden nahmen bei durchfälligem Stuhl zu, Unterleibsbeschwerden oder Ausfluss an der Scheide waren nicht vorhanden. Hingegen wurde über einen seit nunmehr 10 Jahren andauernden schleimigen, teils blutigen Ausfluss am After berichtet. Die folgende übliche Untersuchung zeigte keinen Befund an den inneren Organen und keinen Hinweis auf einen Tumor im Mastdarm. Neben den inneren und äußeren Hämorrhoiden wurden Krampfadern festgestellt, insbesondere am linken Bein, die seit der Entbindung vorhanden waren.

Dieses Krankheitsbild ließ an verschiedene Mittel denken, vor allem an die bereits erwähnte Aloe, des Weiteren an Aesculus und Sulfur. Da es der Kranken nicht möglich war, in zwei- bis dreiwöchigem Abstand in der Praxis zu erscheinen, wurde ihr nicht nur das an erster Stelle stehende Mittel Aloe, sondern auch noch Aesculus als zweites Mittel verschrieben. Sie erhielt ein Rezept auf Aloe D4, dreimal täglich 5 Tropfen, eine Woche lang. Im Anschluss lautet die Verordnung; im wöchentlichen Wechsel Aesculus D3 in derselben Form. Nach 6 Wochen erschien sie wieder in der Praxis und äußerte, dass die Beschwerden viel besser geworden seien, Schmerzen und Blutungen hätten deutlich nachgelassen, der schleimige Auswurf am After sei sogar vollständig ausgeblieben. Die Wäsche der letzten 30 Tage sei durchweg sauber geblieben. Als Reduktionsmittel wurden nun für 8 Tage Sulfur D6, dreimal täglich 5 Tropfen verordnet. Anschließend sollt sie wieder turnusmäßig die wöchentlich wechselnde Einnahme von Aloe D4 und Aesculus D3 einnehmen. Beim nächsten Praxisbesuch, der 10 Wochen später erfolgte, wurde von nur noch selten vorkommenden Blutungen berichtet. Nun wurde wöchentlich wechselnd Aesculus D3 und Nuxvomica D6 verordnet. Nach 6 weiteren Monaten berichtete die Frau, dass sie sich sehr wohl gefühlt habe, Hämorrhoidalblutungen weiterhin nur noch selten auftreten. Ebenso selten seien Afterschmerzen geworden, der schleimige Ausfluss aus dem After sei seit nunmehr 9 Monaten gänzlich ausgeblieben.

Differentialtherapeutisch käme in diesem Fall neben dem chirurgischen Vorgehen eine Verödungsbehandlung in Frage. Ebenso wäre eine lokale adstringierende Behandlung mit Zäpfchen oder Salben in Betracht gekommen, sowie die diätetisch-medikamentösen oder balneologischen zum Regulieren des Stuhlgangs. Eine speziell auf Hämorrhoiden zielende, medikamentöse Möglichkeit besitzt die Schulmedizin zur Zeit noch nicht. Die Homöopathie füllt dieses therapeutische Vakuum hingegen mit einem Mittel, deren Wirksamkeit in einer bereits hundertjährigen Empirie immer wieder bestätigt wurde.

Ein weiterer Bericht aus den 30er Jahren über die Anwendung von Schwefel soll nicht nur die Vorteile und Wirksamkeit in der homöopathischen Anwendung aufzeigen, sondern gleichzeitig etwas Vorwissen für die dann folgende, sich auf Schwefel beziehende, ausführliche Darstellung einer Arzneiprüfung verschaffen:

Ein 33-jähriger Mann kam in die Sprechstunde und erklärte, er sei seit etwa 20 Jahren an den Atemwegen erkrankt und seit seiner Jugend von verschiedenen Ärzten ohne nennenswerte Erfolge behandelt worden. Mit fünf und erneut mit zwölf Jahren sei er an Lungenentzündungen erkrankt. Unter Bronchialkatarrhe leide er seit seiner Jugend, seit seinem 17. Lebensjahr käme es gelegentlich zu Lungenblutungen, einmal hätte er einen Blutsturz gehabt. Seine Lunge wurde dreimal ohne Befund geröntgt, Auswurfuntersuchungen auf Tuberkulose zeigten negative Befunde. Symptome waren süßlich gelber Auswurf und andauernde wässrige Absonderungen aus dem rechten Nasenloch. Monatelanges Fiebermessen wies darauf hin, dass dabei nie erhöhte Temperaturen festzustellen waren.

In der dem Gespräch folgenden Untersuchung zeigten sich vergrößerte Mandeln, keine Pfröpfe, aber gelblicher Schleim an der Rachenhinterwand.

In der vorläufigen Diagnose wurden Bronchiektasen als Ursache der Blutungen vermutet. Die weitere Befragung auf

Bronchiektasensymptome ergab, dass der Patient tatsächlich übel riechende, „maulvolle Expektoratinen" hatte, die etwa alle drei bis vier Stunden auftraten.

Die vermutete Diagnose wurde als bestätigt angenommen. Als homöopathisches Mittel wurde vor allem Schwefel in die engere Wahl miteinbezogen. Begründet wurde dies mit dem bereits durch Schwefel erzielten Erfolg bei einem anderen, an zylindrischer Bronchiektasen, Erkrankten. Zudem bestand auch eine klinische Empfehlung in Form des Sulfurjodatums von Stiegle, die bei fötider Bronchitis als besonders wirksam angesehen wurde. Wegen der zusätzlichen Wirkung auf die auch betroffenen Nasenschleimhäute wurde dieses Mittel in der D3 verordnet.

Vier Wochen später war die Menge des Auswurfs deutlich zurückgegangen, ebenfalls war eine Minderung seines Geruchs festzustellen. Es zeigte sich ebenfalls eine Verbesserung der Rhinitis, was sich darin äußerte, dass er nunmehr zur Beseitigung des Nasensekrets nur noch zwei bis drei, anstatt sechs bis acht, Taschentücher am Tag brauchte.

Nach etwa 3 Monaten trat aufgrund einer körperlichen Überanstrengung wieder eine Lungenblutung auf, woraufhin das über diesen Zeitraum gegebene Sulfurjodatum D3 abgesetzt und auf Kreosotum D6, 5 mal täglich 5 Tropfen gegangen wurde. Beim nächsten Besuch zeigte sich wieder eine geringe Verstärkung der Menge des Auswurfs, gleichzeitig wurde jedoch von einer deutlichen Verbesserung dessen Geruchs und von einer deutlichen Besserung der Rhinitis berichtet. Die Zahl der benötigten Taschentücher war nun auf eines am Tag zurückgegangen. Daraufhin wurde wieder für längere Zeit Sulfurjodatum D3 verordnet. Beim nächsten Besuch (nach sechs Monaten) fühlte sich der Kranke fast beschwerdefrei. Der Befund des Auswurfs war so gut, dass zwischenzeitig eine Operation unter Äthernarkose durchgeführt werden konnte, ohne dass diese zu einer Verschlimmerung der fötiden Bronchitis geführt hatte. Der gegenwärtige Zustand war so positiv, wie er in den vergangenen 15 Jahren nie gewesen war. Das Weiterbestehen des guten Zustandes wurde nach einem Jahr telefonisch bestätigt.

Dieser Krankenbericht wurde hier aus dem Grunde angeführt, da in diesem Falle keine Änderungen eventueller wesentlicher Einflüsse der Lebensbedingungen vorgelegen haben. Wohnung, Art der Heizung, der Büroarbeitsplatz mit den damit verbundenen Arbeitsbedingungen hatten sich in keinerlei Weise verändert. Die Kausalität von Therapie und Heilung erscheint somit hochwahrscheinlich.

Folglich geht aus diesem Bericht auch hervor, dass die homöopathische Heilmethode bei gewissen Krankheitsfällen mit anderen Methoden durchaus konkurrieren, ihnen in einigen Fällen sogar überlegen sein kann. Der Fortschritt hat bewirkt, dass heute für den dargestellten Krankheitsfall andere schulmedizinische Behandlungsmethoden denkbar wären, die zu einem besseren Erfolg geführt hätten, wie die damaligen. Doch auch bei einem solchen Vergleich zeigen sich noch Vorteile der homöopathischen Behandlung: Der Kranke musste anfangs nur alle vier Wochen, später in noch größeren Zeitabständen zur Sprechstunde kommen. Für den viel beschäftigten Arzt ist dies ebenso angenehm, wie für den Kranken, denn der Weg, das lange Warten in überfüllten Wartezimmern ist belastend und zum Teil schwer umsetzbar. Neben der geringen Behandlungszeit durch den Arzt stellen auch die Preise der Arzneien einen Faktor dar, welche die Kosten der Heilung attraktiv machen. Dabei belaufen sich die homöopathischen Arzneikosten auf tägliche Cent Beträge.

Arzneiprüfungen

Zu einem vertieften Verständnis der Arzneiwirkungen tragen auch Berichte über praktische Arzneiprüfungen bei. Sie zeigen beispielsweise die Wirkungen der Aloe bei gesunden Menschen, die dieses Mittel über einen längeren Zeitraum, meist in Form der Tinktur, eingenommen haben. Die Prüfer dokumentierten die Wirkungen, die sich naheliegender

Weise auf den Leib und den After konzentrierten und die Beschaffenheit und Häufigkeit der Stuhlentleerungen beinhalteten. Dabei wurden Sensationen von Brennen und Völlegefühl am After, Hitze- und Brenngefühl im Rektum, Tenesmus, Blutaustritt am After, schmerzhaft werdende bestehende Hämorrhoidalknoten, häufiger Stuhldrang, sowie eine gewisse Afterschließschwäche verzeichnet. Dies alles sind Formen jener Beschwerden, die aufgrund der toxikologischen Kenntnisse durchaus plausibel erscheinen und die bei der Arzneimittelwahl in einschlägigen Fällen besondere Hinweise liefern können. Aloe empfiehlt sich in der homöopathischen Anwendung also insbesondere bei Zuständen von Proktitis mit durchfälligen, auch blutigen Stühlen, sowie bei hämorrhoidalen Beschwerden, die sich dann sicher bemerkbar machen, wenn die Stühle durchfällig sind.

Beim schon genannten Hippocastanum traten bei der Mehrzahl der Prüfer neben weiteren Symptomen insbesondere Beschwerden am Rektum oder After auf. Verzeichnet wurden Völlegefühl, Druck im Rektum, Trockenheitsgefühl, Jucken, Brennen, stärkere Beschwerden an sonst symptomlosen Hämorrhoidalknoten und deren Anschwellen. Anschließend wurde das Mittel in höherer Potenz bei Hämorrhoiden versucht und etablierte sich in solchen Fällen zu einem der am häufigsten gegebenen Mittel. Dies wird auch von der pharmazeutischen Industrie unter schulmedizinisch gearteten Namen vertrieben, allerdings zu einem

Preis, der den der homöopathischen Mittel in der Regel deutlich übersteigt.

Bekanntlich bestehen auch Einwände gegen manche homöopathischen Arzneiprüfungen. Sie sind beispielsweise in solchen Fällen theoretisch begründet, wenn die homöopathischen Gaben lediglich einen Bruchteil der Mengen ausmachen, die dem Körper mit der gewöhnlichen täglichen Nahrung zugeführt werden. Ein solcher Fall ist beispielsweise beim Schwefel gegeben. Interessanterweise kommen hier bei den Prüfungen andere Ergebnisse, als das theoretisch Denkbare, zustande.

Ergebnisse einer Prüfung von Sulfur D3

Der Schwefel genießt in der Homöopathie eine besondere Wertschätzung, die im völligen Gegensatz zu der relativ geringen Beachtung steht, die ihm in der allgemeinen Medizin geschenkt wurde. Die Tradition der schulmedizinischen Einschätzung des Schwefels reicht bis ins vorletzte Jahrhundert zurück. So ist bereits 1880 in Ziemssens „Handbuch der allgemeinen Therapie" zu lesen:

„Seitdem die Arzneimittellehre, des früheren Ballasts ledig, auf dem physiologischem Experiment und der vorsichtig kritischen Beobachtung am Krankenbette basiert, ist die Anwendung des Schwefels in der Therapie auf einige wenige

Indikatoren eingeschränkt. Der Glaube an die mächtigen Schwefelwirkungen der Theiopegen hat seitdem einer umso größeren Ernüchterung Platz gemacht, als die unerbittliche chemische Analyse den minimalen Gehalt der hierher gehörigen Quellen an Schwefel aufgedeckt hat. Was die therapeutischen Indikationen angelangt, so fallen sie, nachdem wir den Schwefel derselben weder bei innerer noch bei äußerer Anwendung eine Bedeutung zusprechen können, zusammen mit den Indikatoren der warmen Bäder oder des reichlichen Wassertrinkens." Auch andere frühere Kapazitäten teilten die Ansicht der Nutzlosigkeit bei der inneren Anwendung des Schwefels.

Gleichzeitig wurde auch von den ersten negativen Nebenwirkungen berichtet:

So etwa über die der äußeren Anwendung mit Schwefelbädern, nach denen Hautrötungen und Hautausschläge, Ekzeme, Pickel, Furunkel, sowie Reizungen an Schleimhäuten der Atem- und Verdauungswirkungen beobachtet wurden.

Ferner wurden Wirkungen auf das Nervensystem beobachtet. Sie äußerten sich in Klagen über Erregungszustände, Blutandrang, allgemeine nervöse Unruhe, sowie Schlafstörungen, die mit einer geringeren Schlaftiefe verbunden waren.

An den Atemwegen wurden Aussonderungen an der Nase, dem Rachen und den Bronchien festgestellt, mit Husten, Auswurf und Schnupfen als Folgen.

Am Magendarmkanal zeigten sich Appetitlosigkeit, Völlegefühl im Magen, die Abneigung gegen Essen und Durchfallneigung, sowie Hämorrhoidalblutungen bei Kranken, die sonst nie mit Hämorrhoiden zu tun hatten.

Hier wird der Unterschied der Denkweisen der Schulmedizin und der Homöopathie gut erkennbar. Die schulmedizinischen Einschätzungen der negativen Nebenwirkungen sind Ansatzpunkt der homöopathischen Vorgehensweise. Genau diese Nebenwirkungen sind in der Homöopathie weiter verfolgt worden, so auch die Nebenwirkung des Schwefels.

Diesbezüglich sei hier exemplarisch eine Studie aus den USA aufgeführt. Sie wurde von Dr. Boys, Professor für Homöopathie und Innere Medizin am New York Medical College und dem Fifth Avenue Hospital durchgeführt. An einer Gruppe von 122 Studenten wurde untersucht, wie sich die tägliche Gabe von 3-mal täglich Sulfur D3 auswirkt. Der Prüfung ging eine ärztliche Untersuchung voraus. Anschließend nahmen die Studenten 3-mal täglich eine halbe Stunde vor Einnahme der Mahlzeiten eine Tablette Sulfur D3 ein. Acht Studenten brachen die Prüfung nach wenigen Tagen ab und wurden daher nicht in den Bericht der Abschlussprüfung aufgenommen. Nur 24 der verbliebenen 114 Probanden konnten überhaupt keine Wirkungen beobachten, die sich dem Prüfstoff hätten zurechnen lassen können. Die meisten Probanden aus dieser Gruppe erkannten überhaupt keine Symptome, die restlichen Erscheinungen wurden als Zufallsphänomene verbucht. In der 90 Probanden umfassende Gruppe mit deutlichen Erscheinungen zeige sich folgendes Bild: 27 Studenten, die vorher ein normales Hautbild zeigten, dokumentierten Hautausschläge. Drei Studenten bekamen ein diffuses Hauterythem, wobei sich das Erythem über große Bereiche des Körpers erstreckte. Bei zwei Prüfern trat ein heftiges Hautjucken ohne einen lokalen Befund auf. Bei fünf weiteren, deren Haut vorher ebenfalls normal war, tauchte eine auf das Gesicht beschränkte Akne auf, die nach dem Absetzen der Arznei wieder verschwand. Zwei von ihnen setzten darauf hin die Arznei wieder ein, worauf hin auch die Akne wieder auftrat.

16 Prüfer bekamen Furunkel. Einer der Teilnehmer bekam bis zum 15. Tag der Prüfung 7 Pusteln im Gesicht und weitere 9 auf dem Rücken. Nach dem Absetzen von Sulfur verschwanden die vermutlich hierdurch bedingten Pusteln wieder. Auch dieser Teilnehmer setze die Prüfung daraufhin fort, mit dem Ergebnis, dass 2 Tage später erneut zwei Pusteln im Gesicht auftauchten.

Bei den Prüfern zeigten sich unterschiedlich stark ausgeprägte Empfindlichkeiten gegenüber dem eingenommenen Schwefel. So traten die Hauterscheinungen in einigen Fällen bereits nach einer einwöchigen Einnahme auf, bei anderen hingegen erst nach 6 Wochen.

Bei 6 Prüfern, die bereits vor der Prüfung eine Gesichtsakne hatten, verschwand diese während der Prüfung. Bei drei von ihnen ist die Haut seitdem gesund geblieben, bei dreien von ihnen tauchte sie nach Abschluss der Prüfung wieder auf.

Bei zwei weiteren Teilnehmern, die die Prüfung mit einer Gesichtsakne begonnen haben, zeigte der Schwefel keinerlei Wirkung, bei zwei anderen, ebenfalls vorerkrankten Teilnehmern, verschlimmerte sich der Zustand der Hauterscheinungen.

Es zeigten sich noch weitere Erscheinungen an der Hautoberfläche. So bekamen 15 der Prüfer starke Schweißausbrüche, in einem Fall an den Händen und Füßen. Im Gegensatz zu den zuvor beschriebenen Hauterscheinungen, die bis zur dritten Woche eintraten, setzt die verstärkte Schweißbildung später, d.h. erst ab der vierten Woche, ein. Ebenso wie beim Auftreten nimmt diese Wirkung auch beim Abklingen mehr Zeit in Anspruch. So beklagte einer der Teilnehmer noch Wochen nach der Beendigung seine übermäßigen Schweißabsonderungen.

Als weitere Wirkung des Sulfurs waren Erscheinungen im Darmbereich zu verzeichnen:

In 18 Fällen traten Durchfälle auf. Diese waren meist mit Darmgeräuschen, vereinzelt auch mit kolikartigen Schmerzen, verbunden. In einigen Fällen wurde die Zunahme der Anzahl der Darmentleerungen verzeichnet, die von häufigem Stuhldrang und einem Brennen im Mastdarm begleitet waren. Mit der Häufigkeit des Stuhlgangs ging gleichzeitig auch eine Zunahme der Blähungen einher. Die Anzahl der Darmentleerungen belief sich dabei auf fünf bis sechs, ohne dass dabei eine bestimmte Tageszeit bevorzugt wurde. Vereinzelt wurde ein deutlicher Schwefelgeruch beim Stuhlgang registriert, meist in Verbindung mit den Blähungen, gelegentlich roch auch der Stuhl nach Schwefelwasserstoff.

Interessant erscheint hier der Umstand, dass die Durchfallerscheinungen nach der Wiedereinnahme der Arznei nur bei 10 Kandidaten wieder einsetzten, während der Stuhl der übrigen ein normales Bild zeigte.

In anderen Fällen zeigten sich wiederum wässrige Stühle, ohne dass es dabei zu einer Zunahme der Zahl von Entlastungen kam. Die Zeit bis zum Eintritt der Wirkungen schwankte um den Mittelwert von 17 Tagen. In einigen Fällen zeigte sie sich bereits nach fünf Tagen, in anderen setzte die Wirkung hingegen erst nach vier Wochen ein.

Vier der 18 Prüfer, die Durchfälle bekamen, waren nach dem Ende der Prüfung für eine lange Zeit verstopft. Bei vier weiteren, die vor der Prüfung gewöhnlich normale Stühle hatten, dokumentierten danach ebenfalls Verstopfungen. Bei 8 Prüfern, deren Stuhl während der Prüfung unbeeinflusst blieb, nahmen während dieser Phase einen deutlichen Geruch von Schwefelwasserstoff wahr. Fünf Prüfer vermeldeten einen intensiven Brechreiz, bei zweien von ihnen kam es zu tatsächlichem Erbrechen.

Bezüglich der Erfassung der Wirkungen auf die Nase sei vorab darauf hingewiesen, dass diese sich als problematisch erwies, denn vergleichbare Reaktionen könnten ebenso durch äußere Faktoren, wie etwa einen Witterungsumschlag, bedingt sein können.

Nasenbluten wurde während der Prüfungen von 3 Teilnehmern vermeldet. Dieses trat gegen Ende der ersten Woche auf. Vier weitere beobachteten einen intensiven Schnupfen. Dieser könnte als Zufallserscheinung interpretiert werden, wenn er nach Wiederaufnahme der Arznei nicht erneut aufgetreten wäre.

Drei Prüfer litten während der Prüfung an chronischen Nebenhöhlenkatarrhen, wobei in einem Fall die Absonderung als besonders übel riechend beschrieben wurde. Ein weiterer Teilnehmer litt vor der Prüfung an einer grünlichen Nasenabsonderung, die sich nach der Einnahme von Sulfur in ein Kanariengelb verfärbte. Die Wirkung war hier deutlich erkennbar reversibel. Nach dem Absetzen der Arznei bekam die Absonderung wieder ihre ursprüngliche, grünliche Farbe, nach der Wiedereinnahme verfärbte sie sich wieder gelb.

Bei einem Teilnehmer hörte die schon vor der Prüfung vorhandene Nasenabsonderung während der Einnahme von Sulfur auf, dafür bekam er nach 5 Tagen Furunkel unter dem linken Schulterblatt und eine Entzündung der Bindehaut.

Ein weiterer Bericht erscheint von besonderem Interesse: Der Student litt, solange er sich erinnern konnte, an zylindrischen Bronchialerweiterungen. Nach etwa zweieinhalb Wochen bemerkte er eine Veränderung seines Auswurfs. Vorher reichlich vorhanden, nahm er in der Menge ab. Die Farbe änderte sich vom bekannten gelb in einen gräulichen Ton. Acht Tage nach dem Absetzen von Sulfur zeigten sich wieder die gleichen Symptome, wie sie vor der Prüfung gegeben waren. Auch diese Veränderungen waren mehrfach reproduzierbar.

Daneben konnte auch dieser Teilnehmer nach etwa einein-halb Wochen eine Wirkung auf den Stuhl feststellen. Dieser wurde weicher, verfärbte sich ins hellbraune, gleichzeitig konnte ein erheblicher Stuhldrang beobachtet werden.

Dieser Bericht gründet auf eine Gruppe mit einer relativ große Anzahl von Teilnehmern. Zusammenfassend ausgerückt verdeutlicht er, dass sich durch Sulfur eine objektive Symptomatologie hervorrufen lässt.

Wenngleich manche Einzelsymptome als mögliche Zufallserscheinungen ausgeschlossen wurden, so verblieb dennoch eine große Zahl von Prüfern, bei denen Hauterscheinungen beobachtet werden konnten. Lagen vor der Arzneiprüfung bereits Hauterscheinungen vor, konnte in vielen Fällen Veränderungen verzeichnet werden, wobei sowohl Verbesserungen als auch Verschlechterungen zu beobachten waren.

Ebenfalls deutlich erkennbar waren Wirkungen des Sulfur D3 auf den Magendarmkanal. Prüfer mit weichen Stühlen oder Durchfällen bekamen normale Stühle. Eine Normalisierung war auch bei den Teilnehmern, die vor der Prüfung verstopft waren. Zu beobachten, dies weist darauf hin, dass Sulfur D3 in diesem Bereich eine Normalisierung der Verhältnisse herbeizuführen scheint.

Bezogen auf die Annahme, dass das eingenommene Sulfur D3 bei vorhandenen Schwefelstoffwechselstörungen den überschüssig gebundenen Körperschwefel freisetzen könnte, war folgendes zu beobachten:

Der Schwefelwasserstoffgeruch war häufig im Schweiß, Stuhl und bei den Blähungen festzustellen. Bei einem Prüfer trat ein äußerst starker Geruch auch im Urin auf. Dieser wurde von Harndrang und häufigen Harnentleerungen begleitet. Da die mit dem Sulfur D3 eingenommene Schwefelmenge allein viel zu gering für solche Geruchserscheinungen war, deutet dies auf die Freisetzung bereits im Körper vorhandenen Schwefels hin. Hierfür spricht auch die Beobachtung zur Ausscheidung überschüssigen Schwefels über den Darm. Bei jenen Teilnehmern, bei denen Sulfur D3 Schwefelwasserstoffgerüche im Stuhl und in den Blähungen, ja sogar Durchfälle hervorrief, zeigten sich bei der wiederholten Einnahme keine solchen Veränderungen mehr. Dies kann als Indiz dafür gewertet werden, dass sich der Schwefelhaushalt während der Prüfung durch Ausscheiden überschüssigen Körperschwefels wieder normalisiert hat.

Schlusswort

Ich bin nun am Ende meiner elementaren Ausführungen über die Position der praktischen Homöopathie angekommen. Es sollte deutlich geworden sein, dass diese Sparte der Medizin eine lange Tradition besitzt und ebenso lange mit der Schulmedizin in einem konkurrierenden Verhältnis steht. Aus der zitierten Literatur wurde ebenfalls deutlich, dass die Annäherungsversuche eine fast ebenso lange Tradition besitzen. Dabei sind es weniger die Angehörigen weiterer anerkannter Heilberufe, die um eine wissenschaftliche Anerkennung und Akzeptanz ihrer Lehren bei den nach

Heilung suchenden Menschen bemüht sind, sondern vielmehr die wissenschaftlich geschulten Mediziner.

Obwohl es ihnen in vielen Fällen gelungen ist, die Wirksamkeit der Simile-Regel nach dem heute gängigen Wissenschaftsverständnis zu belegen, zeigen sich immer noch Probleme der Akzeptanz.

Immerhin haben sich die Naturheilverfahren zwischenzeitig soweit etabliert, dass sie sich zu einer Disziplin der fachärztlichen Ausbildung entwickelt haben. Aus meiner persönlichen Perspektive heraus, die durch meine Tätigkeit als Alternativmediziner und über 33 Jahre Erfahrung im Rettungsdienst (Notfallmedizin) geprägt ist, erscheint mir das Verhältnis aber immer noch als ein „Nebeneinander", Naturheilverfahren als eine „Alternative". Dies wird auch aus dem Begriff der Alternativmedizin deutlich, welcher immer noch nur der Schulmedizin den Status der wissenschaftlich begründeten Behandlungsmethoden zuspricht. Dabei handelt es sich um ein willkürliches Abgrenzungskriterium, welches heute als längst überholt anzusehen ist.

Daher wünsche ich mir, dass die Homöopathie zukünftig nicht nur als „Alternative" oder „Ergänzung" der Medizin angesehen wird, sondern sich integrativ zu einem festen Bestandteil der Medizin entwickelt. Mit diesem Wunsch stehe ich nicht allein da: Aus aktuellen Umfragen geht hervor, dass - mit steigender Tendenz - rund dreiviertel der Bevölkerung den Wunsch äußerten, auch mit anerkannten Verfahren der Naturheilkunde behandelt zu werden. Dem steht heute jedoch nur eine geringe Anzahl fachlich qualifizierter Ärzte gegenüber.

Maßgeblich für dieses Defizit erscheint traditionelles Standesdenken auf vielen Ebenen: Genannt seien das Standesdenken auf rein wissenschaftlicher und schulmedizinische Ebene, traditionelles Besitzstandsdenken einzelner Berufsgruppen und nicht zuletzt auch wirtschaftliche Interessen. Denn mit homöopathischen Präparaten lassen sich nun mal keine nennenswerten Umsätze generieren. Diesbezüglich sei abschließend daran appelliert, dass Gesundheit zwar ein als ein Gut anzusehen ist, dieses jedoch nicht als Mittel zur Maximierung wirtschaftlicher Interessen missbraucht werden darf. Vielmehr sollte an dieser Stelle die menschliche Vernunft an erster Stelle stehen, so wie es schon vor über 2000 Jahren von Hippokrates formuliert wurde: „Meine Verordnungen werde ich treffen zu Nutz und Frommen der Kranken, nach bestem Vermögen und Urteil."

Literatur

Empfohlene, weiterführende und zitierte Quellen

Bartholin, Thomas: Historiarum anatomicarum rariorum Bd. 4, Den Haag, 1657.

Bastanier, Ernst: Homöopathie und Endokrinologie. Medizinische Klinik 28, Sonderdruck 1935.

Diels, Herrmann: Die Fragmente der Vorsokratiker, Hamburg 1957.

Diller, Hans: Kleine Schriften zur antiken Medizin, Berlin 1973.

Fühner, Hermann: Sammlung Vergiftungsfälle, 1936.

Goethe, Johann Wolfgang von: Zur Farbenlehre, Tübingen 1810.

Grensemann, Herrman: Kidnische Medizin, Teil 1, Berlin 1975.

Groenvelt, Joannem. Tutus Cantharidum usus internus, London 1698.

Hahnemann, Samuel: Fragmenta de viribus medicamentorum: positivis sive in sano corpore humano observatis, Leipzig 1805.

Hahnemann, Samuel: Organon der Heilkunst, Nachdruck der 6. Auflage v. 1921, Suttgart 1999.

Hahnemann, Samuel: Reine Arzneimittellehre. Teil 1–6. Leipzig, 1811–1821.

Haller, Albrecht von, Pharmacopoea Helvetica Quarta, Basel 1907.

Hartlaub, Carl Georg Christian / Trinks, Carl Friedrich Gottfried: Reine Arzneimittellehre, Leipzig 1928-31.

Jacob, Wolfgang: Medizinische Ausbildung - Ausbildung zum Arzt, Heidelberg 1970.

Kant, Immanuel: Kritik der reinen Vernunft Berlin, 1998.

Keller, Georg von: Gesammelte Aufsätze und Vorträge zur Homöopathie, Greifenberg 2002.

Leisegang, Hans: Denkformen, 2. Aufl. Berlin 1951.

Lichtenthäler, Charles: Geschichte der Medizin, Band 1, Deutscher Ärzteverlag, Köln 1975.

Mohr, G.: Immanuel Kant, Theoretische Philosophie. Texte und Kommentar. Band III, Suhrkamp, Frankfurt am Main, 2004.

Neugebauer, Heinz: Die Kapillar-Lumineszenzanalyse im pharmazeutischen Laboratorium, Leipzig 1933.

Paracelsus, Die große Wundarznei des Jahres 1536 aus Schwaben und Bayern; in: Sudhoff, Karl (Hrsg.): Paracelsus sämtliche Werke: Medizinische, naturwissenschaftliche und philosophische Schriften, Band 10 München 1922–1933.

Platz, Hugo: Über Kapillaranalyse und ihre Anwendung im pharmazeutischen Laboratorium, Leipzig, 1922.

Schier, Josef: Bericht über die bisherigen Versuche mit homöopathischer Therapie an Frankfurter Universitätskliniken; in: AHZ 181/1933, S. 175 - 192.

Schipperges, Heinrich: Ausbildung zum Arzt von morgen, Stuttgart 1971.

Schipperges, Heinrich: Moderne Medizin im Spiegel der Geschichte, Stuttgart 1970.

Schipperges, Heinrich: Paracelsus, der Mensch im Licht der Natur, Stuttgart 1974.

Schulz, Hugo, Vorlesungen über Wirkung und Anwendung der Unorganischen Arzneistoffe für Ärzte und Studierende. Georg Thieme, Leipzig, 3. Auflage, Leipzig 1903.

Schulz, Hugo: Rudolf Arndt und das Biologische Grundgesetz, Greifswald 1918.

Schulz, Hugo: Vorlesungen über Wirkung und Anwendung der deutschen Arzneipflanzen. Für Ärzte und Studierende, Leipzig 1929.

SCHWABE, Willmar: Homöopathisches Arzneibuch, Leipzig 1934.

Stauffer, Karl: Homöotherapie, 4. Aufl., 1990.

Stauffer, Karl: Klinische homöopathische Arzneimittellehre, Regensburg 1938.

Stauffer, Karl: Symptomen-Verzeichnis nebst vergleichenden Zusätzen zur Homöopathischen Arzneimittellehre, 3. Auflage. Regensburg 1951.

Stiegele, Alfons: Homöopathische Arzneimittellehre, Bd. 2, Stuttgart 1949.

Tischner, Rudolf: Geschichte der Homöopathie , I. Teil, die Vorläufer der Homöopathie. II. Teil, Hahnemann, Leben und Werk, III. Teil. Ausbreitung der Homöopathie (bis 1850), Leipzig, 1932, 1934. und 1937.

Ziemssen, Hugo: Handbuch der allgemeinen Therapie, Leipzig 1880.